Soins Infirmiers

En Néphrologie

Le Guide Complet

ALEXANDRE CAREWELL

Table des matières

"*La Néphrologie ne se contente pas d'étudier les reins, elle sonde le cœur même de notre équilibre interne, s'assurant que chaque goutte se traduise en santé renouvelée.*"

INTRODUCTION

L'importance de la néphrologie dans le paysage médical.

La néphrologie, bien que parfois nichée dans l'ombre de spécialités médicales plus « médiatisées », occupe une place cruciale dans le panorama global de la médecine. Cette discipline, axée sur l'étude, le diagnostic et le traitement des maladies rénales, est le gardien silencieux de l'équilibre interne de nos corps. Chaque fonction de nos reins est un testament de l'ingéniosité naturelle, filtrant les déchets, équilibrant les niveaux de fluides, et régulant les électrolytes. Si cette symphonie biochimique devait être interrompue, les conséquences pour l'individu seraient catastrophiques.

Dans le paysage médical, la néphrologie se distingue non seulement par sa complexité technique, mais aussi par sa proximité avec le patient. Les maladies rénales chroniques, par exemple, nécessitent des soins et une surveillance réguliers, forgeant ainsi un lien étroit entre le patient, le néphrologue et l'équipe infirmière. Ces interactions répétées offrent une perspective unique sur la nature prolongée de la prise en charge médicale et sur l'importance d'une relation basée sur la confiance.

De plus, l'importance de la néphrologie s'étend au-delà de ses limites disciplinaires. Elle joue un rôle central dans la prise en charge de nombreuses pathologies communes, notamment le diabète et l'hypertension, deux des principaux coupables de l'insuffisance rénale. En d'autres termes, le travail des néphrologues et des infirmiers en néphrologie ne s'arrête pas simplement à la fonction rénale, mais s'inscrit dans un cadre plus vaste de prévention, de soins et de traitement dans la médecine générale.

De plus, les avancées technologiques, en particulier dans le domaine de la dialyse, reflètent le rôle dynamique que joue la néphrologie dans l'adoption et l'adaptation de la technologie médicale. L'innovation continue en matière de soins rénaux démontre à quel point cette spécialité est à la pointe de la médecine moderne.

Ainsi, bien qu'elle puisse sembler spécialisée et parfois isolée, la néphrologie est en réalité un pilier fondamental de la médecine. Elle rappelle l'interconnexion des systèmes de notre corps, la vitalité de la prévention, et la merveille de la technologie médicale. Dans le grand tableau de la médecine, la néphrologie est une spécialité essentielle, rappelant sans cesse à quel point chaque organe, chaque cellule et chaque moment sont précieux dans la danse délicate de la vie.

Le rôle pivot
de l'infirmier(ère) en néphrologie.

L'infirmier(ère) en néphrologie se trouve au cœur d'un univers médical où la technicité des soins se mêle à la profondeur des relations humaines. Jouant un rôle pivot, cet acteur clé est souvent la première ligne de contact pour les patients atteints de pathologies rénales, servant non seulement de soignant, mais aussi de guide, d'éducateur, et parfois même de confident.

Les soins prodigués en néphrologie, notamment la dialyse, requièrent une maîtrise technique et des compétences spécifiques. L'infirmier(ère) doit s'assurer que les machines fonctionnent correctement, que les dosages des médicaments sont exacts, et que toutes les procédures sont respectées à la lettre. Une erreur minime peut avoir des conséquences majeures, rendant la vigilance et la précision essentielles dans ce rôle.

Cependant, au-delà de cette technicité, c'est dans l'accompagnement humain que l'infirmier(ère) en néphrologie brille véritablement. Les patients atteints d'insuffisance rénale chronique ou d'autres affections rénales sont souvent confrontés à des traitements à long terme, des changements de mode de vie, et une multitude d'émotions, allant de la peur à la frustration. C'est là que l'infirmier(ère) intervient, offrant un soutien émotionnel, répondant aux questions, dissipant les peurs et aidant à gérer les attentes.

L'éducation joue également un rôle prédominant dans cette spécialité. L'infirmier(ère) informe les patients sur leurs traitements, les oriente sur la gestion de leur régime alimentaire, les sensibilise sur l'importance de la prise régulière de leurs médicaments et les prépare à d'éventuelles transplantations rénales. Cet aspect éducatif est un élément clé pour aider les patients à prendre en main leur propre santé et à améliorer leur qualité de vie.

Enfin, l'infirmier(ère) en néphrologie est souvent le lien entre le patient et le néphrologue. Ils transmettent des informations essentielles, coordonnent les soins et s'assurent que le parcours de soins est fluide et efficace. Ils travaillent également en étroite collaboration avec d'autres spécialistes, comme les diététiciens ou les travailleurs sociaux, garantissant ainsi une prise en charge globale.

Dans le vaste univers de la néphrologie, l'infirmier(ère) est donc une boussole, une ancre et un gardien. Tout en étant techniquement qualifié, son rôle dépasse largement le cadre purement clinique pour embrasser une dimension profondément humaine, faisant de lui ou elle un allié inestimable pour chaque patient naviguant dans les eaux souvent tumultueuses des maladies rénales.

Chapitre 1:
LA NÉPHROLOGIE -
UNE INTRODUCTION

Comprendre les reins:
anatomie et physiologie.

Les reins, ces deux organes en forme de haricot situés de part et d'autre de la colonne vertébrale, sont essentiels à la vie. Bien qu'ils ne soient peut-être pas aussi fréquemment évoqués que le cœur ou les poumons dans les discussions courantes sur la santé, leur rôle dans le maintien de l'équilibre interne du corps est tout aussi crucial. Pour comprendre leur importance, il convient de plonger dans l'anatomie et la physiologie de ces structures remarquables.

Anatomie des reins
Localisation : Les reins sont situés dans la région lombaire, juste en dessous de la cage thoracique, de part et d'autre de la colonne vertébrale. Ils sont protégés par la cage thoracique et une couche de graisse.
Structure externe : Chaque rein mesure environ 10 à 12 cm de long, 5 à 7 cm de large et 2 à 3 cm d'épaisseur. La partie concave du rein, appelée le hile, est le point où l'uretère, les vaisseaux sanguins et les nerfs entrent et sortent de l'organe.
Structure interne : À l'intérieur, le rein est divisé en plusieurs régions :

- Le **cortex** : la couche externe qui contient de nombreux néphrons, les unités fonctionnelles des reins.
- La **médulla**, divisée en pyramides rénales, qui contient des tubes collecteurs menant à des

structures appelées calices, qui collectent l'urine produite par les néphrons.

Physiologie des reins

Les reins assurent de nombreuses fonctions essentielles:

- **Filtration du sang** : Chaque jour, les reins filtrent environ 180 litres de sang, éliminant les déchets et l'excès de fluides pour produire environ 1 à 2 litres d'urine.

- **Régulation des électrolytes** : Les reins régulent les concentrations de sodium, potassium, calcium et autres ions dans le sang, assurant ainsi la stabilité du milieu intérieur du corps.

- **Régulation de la pression artérielle** : Par la sécrétion de l'hormone rénine, les reins jouent un rôle essentiel dans la régulation de la pression sanguine.

- **Production d'érythropoïétine** : Cette hormone stimule la production de globules rouges dans la moelle osseuse lorsque les niveaux d'oxygène dans le sang sont faibles.

- **Métabolisme de la vitamine D** : Les reins convertissent la vitamine D sous sa forme active, essentielle à l'absorption du calcium par les intestins.

- **Équilibre acido-basique** : Les reins assurent la régulation du pH sanguin en excrétant des ions hydrogène et en réabsorbant du bicarbonate.

À travers ces fonctions, les reins participent activement à la préservation d'un environnement interne stable, appelé homéostasie. Cet équilibre est essentiel au bon fonctionnement des cellules et des organes. Sans des reins en bonne santé, cet équilibre serait perturbé, menaçant le fonctionnement optimal de l'ensemble de l'organisme. Ainsi, comprendre les reins, c'est reconnaître la complexité et la beauté du design physiologique, et c'est apprécier leur rôle silencieux mais vital dans notre bien-être quotidien.

Pathologies courantes en néphrologie.

La néphrologie est une spécialité médicale dédiée à l'étude, au diagnostic et au traitement des maladies rénales. Les reins, en tant qu'organes chargés de filtrer le sang et de réguler de nombreuses fonctions essentielles de l'organisme, peuvent être affectés par une multitude de pathologies. Certaines d'entre elles sont courantes et méritent une attention particulière en raison de leur prévalence et de leur impact potentiel sur la santé.

1. Insuffisance rénale
   - **Insuffisance rénale aiguë (IRA)** : Il s'agit d'une perte soudaine et rapide de la fonction rénale, souvent due à une lésion rénale, une déshydratation sévère, certains médicaments ou une sepsis.
   - **Insuffisance rénale chronique (IRC)** : Cette affection est caractérisée par une perte graduelle et irréversible de la fonction rénale. Les causes courantes comprennent le diabète, l'hypertension artérielle et les glomérulonéphrites chroniques.

2. Glomérulonéphrite
Il s'agit d'une inflammation des glomérules, les petites unités de filtration dans les reins. Elle peut être aiguë ou chronique et peut résulter d'infections, de maladies auto-immunes ou d'autres causes.

3. Néphropathie diabétique
C'est une complication courante du diabète et représente l'une des principales causes d'insuffisance rénale chronique. Elle est due à des lésions des vaisseaux sanguins des reins causées par un taux élevé de sucre dans le sang.

4. Lithiase rénale (calculs rénaux)

Ce sont des masses solides formées de cristaux qui se développent à l'intérieur des reins. Ces pierres peuvent causer de la douleur et obstruer le flux d'urine.

5. Maladie polykystique des reins

Il s'agit d'une affection génétique où de nombreux kystes, ou sacs remplis de liquide, se développent dans les reins, compromettant leur fonction.

6. Syndrome néphrotique

C'est un ensemble de symptômes qui incluent une protéinurie importante (présence excessive de protéines dans l'urine), une hypoalbuminémie (faible concentration d'albumine dans le sang) et un œdème.

7. Hypertension rénovasculaire

C'est une forme d'hypertension artérielle causée par un rétrécissement des artères rénales.

8. Pyélonéphrite

Il s'agit d'une infection rénale souvent causée par des bactéries qui se propagent de la vessie aux reins.

9. Maladies héréditaires

Outre la maladie polykystique des reins, il existe d'autres affections génétiques, comme le syndrome d'Alport, qui affectent la fonction rénale.

10. Toxicité rénale

De nombreux médicaments ou toxines peuvent endommager les reins s'ils sont pris en grande quantité ou pendant une période prolongée.

La prise en charge de ces pathologies nécessite souvent une approche multidisciplinaire impliquant néphrologues, infirmiers spécialisés, diététiciens, et d'autres professionnels de santé. La prévention, la détection précoce et le traitement adapté sont essentiels pour minimiser les complications et améliorer la qualité de vie des patients atteints de maladies rénales.

Le parcours d'un patient en néphrologie.

Le parcours d'un patient en néphrologie est une trajectoire médicale complexe, façonnée par la nature de sa maladie rénale, ses symptômes, les interventions nécessaires et son état général de santé. Ce parcours, souvent ponctué par des moments d'incertitude, d'adaptation et de résilience, met en lumière l'importance d'une prise en charge globale, coordonnée et patient-centrée.

1. Symptômes et première consultation
Souvent, le parcours débute par l'apparition de symptômes inexpliqués tels que la fatigue, des œdèmes, une urine mousseuse ou des douleurs lombaires. Un patient peut alors consulter son médecin traitant qui, face à ces signes, prescrira des examens complémentaires.

2. Examen initial et diagnostic
Des tests sanguins, une analyse d'urine et une échographie rénale peuvent être réalisés. Si une anomalie est détectée, le médecin généraliste oriente le patient vers un néphrologue pour un examen plus approfondi. Le diagnostic précis de la maladie rénale est établi grâce à ces investigations et parfois à une biopsie rénale.

3. Éducation et prise en charge initiale
Une fois le diagnostic posé, une phase d'éducation débute. Le néphrologue, épaulé par une équipe d'infirmiers spécialisés, informe le patient sur sa maladie, les traitements possibles et les changements de mode de vie recommandés. Cette étape est cruciale pour que le patient comprenne sa condition et adhère au traitement.

4. Traitement spécifique

Selon la nature et la gravité de la maladie, le traitement peut varier :

- Médication spécifique pour contrôler la progression de la maladie.
- Changements diététiques pour protéger la fonction rénale.
- Dialyse, si la fonction rénale est fortement diminuée.
- Transplantation rénale pour les cas d'insuffisance rénale avancée.

5. Suivi régulier

Les patients néphrologiques nécessitent un suivi régulier pour évaluer l'évolution de la maladie, ajuster les traitements et gérer les éventuelles complications. Ces rendez-vous réguliers sont essentiels pour surveiller l'état de santé du patient.

6. Accompagnement multidisciplinaire

Outre les néphrologues, d'autres professionnels interviennent dans le parcours du patient : diététiciens pour l'ajustement du régime alimentaire, psychologues pour le soutien émotionnel, travailleurs sociaux pour l'aide administrative, et physiothérapeutes pour la gestion de la mobilité.

7. Transition vers d'autres soins

Selon l'évolution de la maladie, un patient peut nécessiter des soins plus intensifs, comme le passage à une dialyse plus fréquente ou une transplantation rénale. Ces transitions sont étroitement gérées pour garantir la continuité des soins.

8. Éducation continue et réadaptation

Au fil du temps, les besoins du patient peuvent évoluer. Les séances d'éducation sont renouvelées et adaptées pour l'accompagner dans chaque phase de sa maladie.

Le parcours d'un patient en néphrologie est un voyage médical et humain. À chaque étape, une collaboration étroite entre le patient, sa famille et l'équipe médicale est primordiale pour assurer le meilleur résultat possible et améliorer la qualité de vie.

Chapitre 2:
RÔLE ET RESPONSABILITÉS
DE L'INFIRMIER EN NÉPHROLOGIE

Le quotidien de l'infirmier(ère)
en néphrologie.

L'infirmier(ère) en néphrologie occupe une place centrale dans la prise en charge des patients souffrant de pathologies rénales. Son rôle va bien au-delà de la simple administration de soins ; il est un véritable pilier dans l'accompagnement du patient, jouant un rôle d'éducateur, de soutien et de coordinateur. Le quotidien de ces professionnels est rythmé par une multitude de tâches, le rendant aussi exigeant qu'enrichissant.

1. Administration des traitements
L'infirmier(ère) est souvent en première ligne pour l'administration des médicaments, que ce soit par voie orale, intraveineuse ou autre. En néphrologie, cela peut aussi inclure la gestion des traitements de dialyse.

2. Surveillance de la dialyse
Pour les patients en dialyse, l'infirmier(ère) prépare et surveille la machine, connecte le patient, surveille son état pendant le traitement et gère tout problème potentiel. La dialyse est un traitement lourd qui nécessite une attention constante.

3. Suivi médical
L'infirmier(ère) mesure régulièrement les signes vitaux des patients, évalue leur bien-être, surveille les potentiels effets secondaires des traitements et rapporte toute anomalie au néphrologue.

4. Éducation du patient

Les infirmier(ère)s jouent un rôle crucial dans l'éducation des patients. Ils les informent sur leur maladie, les traitements, les modifications de mode de vie recommandées, et les techniques d'auto-surveillance.

5. Soutien émotionnel

Face à une maladie chronique, de nombreux patients peuvent ressentir de l'angoisse, de la dépression ou du découragement. L'infirmier(ère) est souvent le premier point de contact et de soutien pour ces patients, offrant une oreille attentive et des conseils.

6. Coordination avec l'équipe médicale

L'infirmier(ère) travaille en étroite collaboration avec les néphrologues, diététiciens, travailleurs sociaux et autres membres de l'équipe médicale pour assurer une prise en charge globale et coordonnée du patient.

7. Procédures techniques

Cela peut inclure l'insertion de cathéters, la réalisation de prélèvements sanguins, la gestion des accès vasculaires pour la dialyse ou encore la surveillance post-transplantation pour les patients ayant reçu un nouveau rein.

8. Tâches administratives

Comme tout professionnel de santé, l'infirmier(ère) en néphrologie doit également gérer des tâches administratives, telles que la mise à jour des dossiers médicaux, la commande de médicaments ou la coordination des rendez-vous.

9. Formation continue

La médecine évolue constamment. Les infirmier(ère)s doivent donc régulièrement se former pour rester à jour sur les dernières techniques, traitements et recommandations dans le domaine de la néphrologie.

Le rôle de l'infirmier(ère) en néphrologie est multifacette. Il requiert à la fois des compétences techniques pointues et une grande capacité d'empathie. Ces professionnels sont souvent au cœur de l'expérience médicale du patient, les accompagnant à chaque étape de leur parcours en néphrologie, faisant d'eux des acteurs essentiels dans la prise en charge de ces patients.

Collaboration interprofessionnelle: travailler avec une équipe multidisciplinaire.

La prise en charge des patients en néphrologie, comme dans de nombreux autres domaines médicaux, ne repose pas uniquement sur l'expertise d'un seul professionnel de santé. Elle nécessite une collaboration étroite entre différents spécialistes, chacun apportant ses connaissances et son savoir-faire spécifiques pour offrir au patient une prise en charge globale et optimale. La collaboration interprofessionnelle est au cœur de cette démarche, garantissant que chaque aspect de la santé du patient est pris en compte.

1. Le rôle pivot du néphrologue
Le néphrologue est le spécialiste des maladies rénales. Il diagnostique, conseille sur le traitement optimal et surveille l'évolution de la maladie. C'est généralement lui qui coordonne l'équipe multidisciplinaire.

2. L'infirmier(ère) en néphrologie
Au-delà des soins directs, l'infirmier(ère) joue un rôle central dans l'éducation du patient, la surveillance quotidienne, la coordination des soins et le soutien émotionnel.

3. Le diététicien

Les maladies rénales ont souvent des implications diététiques spécifiques. Le diététicien conseille le patient sur son alimentation, en fonction de la progression de sa maladie et des traitements prescrits.

4. Le travailleur social

Il accompagne le patient et sa famille face aux défis non médicaux liés à la maladie, comme les problèmes financiers, l'accès aux soins ou les préoccupations liées à l'emploi.

5. Le pharmacien

Expert en médicaments, le pharmacien conseille sur la posologie, les interactions médicamenteuses et les effets secondaires. Il travaille en étroite collaboration avec le néphrologue pour s'assurer que le patient reçoit le traitement le plus adapté.

6. Le psychologue

Face à une maladie chronique, de nombreux patients ressentent de l'anxiété, de la dépression ou du stress. Le psychologue les accompagne dans la gestion de ces émotions et propose des stratégies d'adaptation.

7. Le physiothérapeute

Pour les patients ayant des difficultés de mobilité ou des douleurs, le physiothérapeute propose des exercices et des techniques pour améliorer leur qualité de vie.

8. Le chirurgien vasculaire

Pour les patients nécessitant une dialyse, la création d'un accès vasculaire est souvent nécessaire. Le chirurgien vasculaire intervient alors en collaboration avec le néphrologue.

9. Communication et coordination

La clé d'une collaboration interprofessionnelle réussie réside dans une communication fluide et régulière entre les membres de l'équipe. Des réunions multidisciplinaires régulières, des comptes-rendus partagés et une formation continue sont essentiels pour garantir une prise en charge harmonieuse et efficace.

La collaboration interprofessionnelle garantit que le patient bénéficie d'une approche holistique, où chaque aspect de sa santé est pris en compte. Dans un monde médical de plus en plus spécialisé, cette approche multidisciplinaire est cruciale pour offrir aux patients une prise en charge complète, centrée sur leurs besoins et leur bien-être.

Responsabilités administratives et documentation.

Dans le monde de la santé, et particulièrement en néphrologie, la documentation et les responsabilités administratives jouent un rôle crucial. Ces éléments garantissent non seulement une prise en charge optimale des patients, mais aussi la traçabilité des soins et le respect des obligations légales et éthiques. L'infirmier(ère) en néphrologie, comme tout professionnel de santé, doit donc jongler entre ses missions de soins directs et ces responsabilités administratives.

1. Tenue des dossiers médicaux

Le dossier médical est l'outil central de suivi du patient. Il contient l'historique des consultations, les résultats d'examens, les prescriptions médicales, ainsi que tout autre information pertinente relative à la santé du patient. L'infirmier(ère) doit s'assurer de la mise à jour constante de ce dossier, en y intégrant notamment ses observations et interventions.

2. Commande et gestion des médicaments et du matériel

Les soins en néphrologie nécessitent souvent l'utilisation de médicaments spécifiques et de matériel, comme celui de dialyse. L'infirmier(ère) doit s'assurer de leur disponibilité, gérer les stocks, et parfois commander de nouveaux équipements ou médicaments.

3. Coordination des rendez-vous

L'infirmier(ère) joue souvent un rôle dans la coordination des rendez-vous médicaux, que ce soit pour des consultations régulières, des séances de dialyse ou d'autres examens spécialisés.

4. Rapports et communication avec d'autres professionnels de santé

L'infirmier(ère) est souvent amené(e) à communiquer avec d'autres membres de l'équipe médicale, que ce soit par le biais de rapports écrits, de comptes-rendus oraux ou de réunions de coordination. Ces échanges garantissent une prise en charge harmonieuse et coordonnée du patient.

5. Respect des normes et réglementations

Les soins de santé sont encadrés par un ensemble de normes et de réglementations, qu'il s'agisse d'hygiène, de sécurité, de confidentialité ou d'éthique. L'infirmier(ère) doit en avoir une connaissance approfondie et veiller à leur respect scrupuleux.

6. Formation et éducation continue

Le domaine de la santé est en constante évolution. L'infirmier(ère) doit donc régulièrement se former, que ce soit sur de nouvelles techniques, des médicaments récents ou des méthodes de soins innovantes. Il faut également documenter cette formation continue.

7. Participation à la recherche clinique

Dans certains établissements, l'infirmier(ère) peut être impliqué(e) dans des projets de recherche clinique. Cela implique une documentation précise, le suivi des protocoles et la communication avec les équipes de recherche.

8. Évaluation de la qualité des soins

Pour garantir une prise en charge optimale, de nombreux établissements mettent en place des évaluations régulières de la qualité des soins. L'infirmier(ère) participe souvent à ces évaluations, à la fois en tant qu'évaluateur et évalué.

Les responsabilités administratives et de documentation peuvent, à première vue, sembler éloignées du cœur du métier d'infirmier(ère). Pourtant, elles sont essentielles pour garantir la sécurité, l'efficacité et la qualité des soins dispensés aux patients. Dans un monde médical de plus en plus complexe, leur maîtrise est donc une compétence indispensable pour tout professionnel de santé.

Chapitre 3:
LES TECHNIQUES
ET PROCÉDURES COURANTES

La dialyse : principes et types

La dialyse est une technique médicale essentielle dans le domaine de la néphrologie, utilisée pour purifier le sang des patients dont les reins ne fonctionnent pas ou fonctionnent insuffisamment. Elle permet d'éliminer les déchets, l'excès de liquide et les électrolytes du sang, accomplissant ainsi une fonction normalement assurée par des reins sains. Plongeons-nous dans les principes et les types de dialyse pour mieux appréhender cette procédure vitale.

1. Principes de la dialyse
Les reins agissent comme des filtres pour notre corps, éliminant les déchets et l'excès d'eau pour former l'urine. Lorsque les reins perdent cette capacité de filtration, le sang devient chargé en déchets toxiques et en liquide en excès. La dialyse intervient pour remplacer cette fonction rénale défaillante. Elle s'appuie sur le principe de diffusion, où les molécules se déplacent d'une zone de concentration élevée vers une zone de concentration faible, et l'osmose, pour le transfert d'eau.

2. Hémodialyse
- **Principe** : L'hémodialyse est le type de dialyse le plus courant. Le sang du patient est pompé hors du corps vers une machine de dialyse, qui le filtre avant de le renvoyer dans le corps.
- **Accès vasculaire** : Pour permettre cette circulation du sang, un accès vasculaire est créé, souvent au

niveau du bras. Il peut s'agir d'une fistule, d'un greffon ou d'un cathéter.

- **Fréquence** : L'hémodialyse est généralement effectuée trois fois par semaine et chaque session dure environ 3 à 5 heures.

3. Dialyse péritonéale
- **Principe** : Dans la dialyse péritonéale, le sang est nettoyé à l'intérieur du corps. La membrane péritonéale, qui tapisse l'abdomen, est utilisée comme filtre naturel. Une solution de dialyse est introduite dans l'abdomen par un cathéter et, après une certaine durée, elle est évacuée, emportant avec elle les déchets et l'excès de liquide.
- Types :
  - **Dialyse péritonéale continue ambulatoire (DPCA)** : Les échanges de liquide sont effectués manuellement, généralement 4 fois par jour.
  - **Dialyse péritonéale automatisée (DPA)** : Une machine effectue les échanges de liquide pendant la nuit pendant que le patient dort.

4. Avantages et inconvénients
Chaque type de dialyse présente des avantages et des inconvénients. L'hémodialyse nécessite de fréquentes visites à un centre de dialyse et peut être plus contraignante pour le patient. En revanche, la dialyse péritonéale offre plus de liberté, car elle peut être réalisée à domicile, mais nécessite une asepsie rigoureuse et la capacité de gérer soi-même les échanges.

5. Choix de la méthode
Le choix de la méthode de dialyse dépend de plusieurs facteurs : la santé globale du patient, sa fonction rénale restante, son mode de vie, sa capacité à gérer les traitements à domicile et ses préférences personnelles.

Une discussion approfondie avec le néphrologue est essentielle pour choisir la meilleure option.

La dialyse est un processus salvateur pour de nombreux patients souffrant d'insuffisance rénale chronique. Bien qu'elle ne remplace pas toutes les fonctions des reins, elle permet aux patients de continuer à vivre une vie productive tout en gérant leur maladie rénale.

L'hémodialyse

L'hémodialyse est l'une des méthodes les plus courantes de dialyse utilisée pour traiter l'insuffisance rénale chronique. Elle permet de filtrer le sang pour éliminer les déchets, les toxines et l'excès de liquide, reproduisant ainsi en partie la fonction des reins. Le traitement est essentiel pour les personnes dont les reins ne sont plus en mesure d'accomplir cette tâche vitale. Découvrons ensemble les aspects détaillés de l'hémodialyse.

1. Fonctionnement de l'hémodialyse
Lors d'une séance d'hémodialyse, le sang du patient est pompé hors du corps vers une machine d'hémodialyse. Cette machine comprend un dialyseur, ou "rein artificiel", qui filtre le sang. Une fois nettoyé, le sang est renvoyé dans le corps du patient.

2. Accès vasculaire
L'un des aspects clés de l'hémodialyse est l'établissement d'un accès vasculaire solide et durable pour permettre une circulation efficace du sang entre le patient et la machine. Les types d'accès comprennent :
- **Fistule artério-veineuse (FAV)** : Il s'agit d'une connexion chirurgicale entre une artère et une veine, généralement dans le bras. Elle est préférée car elle

offre une bonne durabilité et un risque d'infection moindre.

- **Greffon** : Un tube synthétique est utilisé pour connecter une artère à une veine.
- **Cathéter** : Lorsque l'hémodialyse est nécessaire à court terme, un cathéter peut être inséré dans une grande veine du cou ou de la poitrine.

3. Fréquence et durée

Une session typique d'hémodialyse dure environ 3 à 5 heures et est généralement nécessaire trois fois par semaine. Cependant, la durée et la fréquence peuvent varier selon les besoins du patient.

4. Environnement de dialyse

L'hémodialyse est le plus souvent réalisée dans un centre de dialyse spécialisé. Certains centres offrent une hémodialyse nocturne, ce qui permet aux patients de dialyser pendant leur sommeil. Il est également possible d'effectuer l'hémodialyse à domicile, après une formation adéquate.

5. Avantages et inconvénients
- Avantages :
- Traitements programmés permettant de planifier d'autres activités.
- Surveillance médicale étroite pendant le traitement.
- Libération de jours sans traitement.
- Inconvénients :
- Nécessité de se rendre fréquemment au centre de dialyse.
- Possibilité de fatigue post-dialyse.
- Restrictions alimentaires et hydriques.

6. Complications potentielles

Comme pour toute intervention médicale, l'hémodialyse comporte des risques. Parmi eux :

- Crampes musculaires
- Hypotension (pression artérielle basse)
- Infections
- Anémie
- Problèmes d'accès vasculaire

7. Qualité de vie avec l'hémodialyse

Vivre avec l'hémodialyse nécessite des ajustements de style de vie. Les patients doivent gérer leur alimentation, leur consommation d'eau, prendre plusieurs médicaments et respecter un horaire strict de dialyse. Cependant, avec un soutien approprié et une bonne gestion, de nombreux patients mènent une vie active et épanouissante.

L'hémodialyse reste un pilier du traitement de l'insuffisance rénale chronique. Elle offre une bouée de sauvetage à des millions de personnes à travers le monde, leur permettant de vivre malgré une maladie rénale avancée.

La dialyse péritonéale

La dialyse péritonéale est une alternative à l'hémodialyse pour le traitement de l'insuffisance rénale chronique. Elle utilise la membrane péritonéale du patient, qui tapisse la cavité abdominale, comme filtre pour éliminer les déchets, les excès de liquide et les électrolytes. Pratiquée généralement à domicile, cette technique offre plus d'autonomie au patient. Examinons de près les spécificités de la dialyse péritonéale.

1. Principe de la dialyse péritonéale

La dialyse péritonéale implique l'introduction d'une solution de dialyse spéciale, généralement riche en glucose, dans la cavité abdominale. Cette solution attire les déchets, les électrolytes et l'excès de liquide du sang à travers la membrane péritonéale. Après une certaine période de temps, appelée temps de séjour, cette solution "usée" est évacuée de l'abdomen et remplacée par une solution fraîche.

2. Mise en place du cathéter

Pour permettre l'entrée et la sortie de la solution de dialyse, un cathéter souple est chirurgicalement implanté dans la paroi abdominale. Cette procédure est généralement simple et réalisée en ambulatoire ou lors d'une courte hospitalisation.

3. Types de dialyse péritonéale

- Dialyse péritonéale continue ambulatoire (DPCA) :
- Effectuée manuellement par le patient ou un aidant.
- En général, elle nécessite 4 échanges par jour, avec une solution qui reste dans l'abdomen pendant 4 à 6 heures avant d'être échangée.
- Dialyse péritonéale automatisée (DPA) :
- Utilise une machine, appelée cyclateur, pour effectuer les échanges de solution pendant la nuit pendant que le patient dort.
- Peut nécessiter un échange manuel durant la journée.

4. Avantages et inconvénients

- Avantages :
- Plus grande autonomie et flexibilité.
- Absence de ponctions répétées comme pour l'hémodialyse.
- Meilleure préservation de la fonction rénale résiduelle.
- Moins de restrictions alimentaires.
- Inconvénients :
- Nécessité d'effectuer les échanges quotidiennement.
- Risque d'infections péritonéales.

- La sensation d'avoir un abdomen "plein" peut être inconfortable pour certains.
- Possibilité de prise de poids due au glucose dans la solution.

5. Surveillance et complications

La surveillance régulière par un néphrologue et une équipe de soins est essentielle. Les patients doivent être attentifs aux signes d'infection et s'assurer de la stérilité lors de la réalisation des échanges. Une formation initiale approfondie est indispensable pour éviter les complications, notamment l'infection péritonéale, la plus courante.

6. Transition et combinaison de traitements

Certains patients commencent par la dialyse péritonéale avant de passer à l'hémodialyse, ou vice versa, en fonction de l'évolution de leur maladie, de leur mode de vie ou de leurs préférences. D'autres combinent les deux méthodes pour répondre au mieux à leurs besoins.

La dialyse péritonéale est une option précieuse pour de nombreux patients souffrant d'insuffisance rénale. Elle permet d'assurer le traitement nécessaire tout en préservant un certain degré d'indépendance et de qualité de vie. Avec une éducation appropriée et une surveillance régulière, elle peut être une méthode efficace et adaptée pour gérer l'insuffisance rénale.

La transplantation rénale:
avant, pendant et après.

La transplantation rénale est considérée comme le traitement de choix pour de nombreux patients atteints d'insuffisance rénale terminale. Elle offre une chance de mener une vie plus normale par rapport à la dialyse.

Cependant, la procédure nécessite une préparation sérieuse, une intervention chirurgicale délicate et un suivi post-opératoire rigoureux. Explorons le parcours de la transplantation rénale.

1. Avant la transplantation : la préparation
- **Évaluation et éligibilité** : Avant d'être considéré pour une transplantation, le patient subit une évaluation médicale complète pour déterminer sa capacité à tolérer l'opération et les médicaments immunosuppresseurs nécessaires par la suite.
- **Recherche d'un donneur compatible** : Cela peut être un donneur vivant (généralement un membre de la famille ou un ami) ou un donneur décédé. Des tests sanguins et tissulaires sont effectués pour assurer la compatibilité.
- **Préparation psychologique** : La transplantation peut avoir des effets psychologiques profonds. Un soutien psychologique est essentiel pour aider les patients à gérer le stress, la peur et les attentes.

2. Pendant la transplantation : la procédure
- **L'opération** : Le rein malade n'est généralement pas retiré sauf en cas de certaines complications. Le nouveau rein est placé dans une position différente, généralement dans le bas de l'abdomen. Le chirurgien connecte l'artère et la veine du nouveau rein aux vaisseaux du patient.
- **Lancement du nouveau rein** : Dans de nombreux cas, le rein transplanté commence à fonctionner immédiatement. Cependant, parfois, il peut prendre quelques jours ou semaines avant de fonctionner pleinement.

3. Après la transplantation : la vie avec un nouveau rein
- **Médicaments immunosuppresseurs** : Pour prévenir le rejet du rein transplanté, les patients doivent

prendre des médicaments immunosuppresseurs pour le reste de leur vie. Ces médicaments réduisent l'activité du système immunitaire, rendant le patient plus susceptible aux infections.

- **Suivi médical régulier** : Des consultations fréquentes avec le néphrologue sont nécessaires pour surveiller la fonction rénale, détecter les signes précoces de rejet et ajuster les médicaments.
- **Lifestyle** : Bien que la qualité de vie s'améliore généralement après une transplantation, il est essentiel d'adopter un mode de vie sain pour protéger le nouveau rein. Cela comprend une alimentation équilibrée, une activité physique régulière, éviter l'alcool et le tabac, et prendre régulièrement les médicaments prescrits.
- **Complications potentielles** : Outre le risque de rejet, d'autres complications peuvent survenir, notamment des infections, des cancers, des maladies cardiovasculaires ou des effets secondaires des médicaments.

La transplantation rénale est un voyage avec ses défis, ses espoirs et ses récompenses. Bien qu'elle offre une nouvelle chance de mener une vie presque normale, elle nécessite une responsabilité et une vigilance constantes pour préserver et protéger le cadeau précieux qu'est le nouveau rein. Avec le bon soutien et les soins adéquats, de nombreux transplantés rénaux mènent une vie longue et épanouissante.

La gestion des cathéters et accès vasculaires.

La gestion des cathéters et des accès vasculaires est primordiale en néphrologie, surtout pour ceux nécessitant une dialyse régulière. Ces dispositifs permettent l'accès direct aux vaisseaux sanguins pour réaliser des procédures médicales telles que l'hémodialyse. Une gestion appropriée est cruciale pour prévenir les complications et garantir le bon fonctionnement des traitements.

1. Types d'accès vasculaires pour l'hémodialyse
   - **Fistule artérioveineuse (FAV)** : Il s'agit d'une connexion chirurgicalement créée entre une artère et une veine, généralement dans le bras. Avec le temps, la veine se dilate et se renforce, permettant un accès répété pour la dialyse.
   - **Greffon artérioveineux** : Lorsqu'une FAV n'est pas possible, une greffe artérioveineuse peut être réalisée. Cela implique l'implantation d'un tube synthétique pour relier une artère à une veine.
   - **Cathéter veineux central (CVC)** : Il est inséré dans une grande veine, souvent la veine jugulaire interne. Il est généralement utilisé comme solution temporaire ou d'urgence.

2. Insertion et entretien
   - **Positionnement** : Le placement du cathéter nécessite une procédure stérile. Une radiographie peut être utilisée pour confirmer le positionnement.
   - **Nettoyage et désinfection** : Il est essentiel de nettoyer régulièrement le site d'insertion pour prévenir les infections. La zone doit être examinée quotidiennement pour détecter les signes d'inflammation ou d'infection.
   - **Évitement des obstructions** : Les cathéters peuvent se boucher ou s'obstruer. Pour prévenir cela, ils sont régulièrement rincés avec une solution saline ou de l'héparine.

3. Complications et leur prévention

- **Infections** : Les cathéters peuvent être une porte d'entrée pour les bactéries. La stérilité lors de l'insertion et de l'entretien est essentielle.
- **Thrombose** : Les caillots de sang peuvent se former autour ou à l'intérieur du cathéter, compromettant son fonctionnement.
- **Sténose** : Les vaisseaux sanguins peuvent se rétrécir près de l'accès, ce qui peut réduire le débit sanguin nécessaire à la dialyse.
- **Hémorragies** : Des saignements peuvent survenir si le cathéter est endommagé ou si le site d'insertion n'est pas correctement soigné.

4. Education du patient

Il est vital d'éduquer les patients sur :

- La manipulation correcte des cathéters pour éviter les infections.
- Les signes d'infection ou de complications pour intervenir rapidement.
- Les précautions à prendre lors des activités quotidiennes pour éviter d'endommager le cathéter.

5. Retrait

Le retrait d'un cathéter doit être réalisé par un professionnel de la santé compétent, en veillant à prévenir les infections et en s'assurant que la zone guérit correctement.

En résumé, la gestion appropriée des cathéters et des accès vasculaires est essentielle pour assurer un traitement efficace et prévenir les complications en néphrologie. L'éducation des patients, l'adoption de bonnes pratiques cliniques et une surveillance régulière contribuent à maximiser la sécurité et l'efficacité des traitements.

Chapitre 4:
COMPLICATIONS
ET GESTION DES URGENCES

Complications liées à la dialyse.

La dialyse est une technique salvatrice pour de nombreux patients souffrant d'insuffisance rénale. Cependant, comme toute intervention médicale, elle est accompagnée de risques et de potentielles complications. Connaître ces complications et savoir comment les prévenir ou les traiter est essentiel pour optimiser les soins aux patients.

1. Complications immédiates
   - **Hypotension** : Une baisse rapide de la pression sanguine pendant la dialyse peut entraîner des étourdissements, des nausées ou des évanouissements. Elle peut être causée par la suppression trop rapide des fluides lors de la séance.
   - **Crampes musculaires** : Celles-ci peuvent survenir pendant ou après la dialyse, souvent dues à la perte de fluides ou d'électrolytes.
   - **Réactions à la membrane de dialyse** : Des réactions allergiques peuvent se produire, entraînant des rougeurs, des démangeaisons ou d'autres symptômes.

2. Complications infectieuses
   - **Péritonite** : Pour la dialyse péritonéale, il s'agit d'une infection de la cavité abdominale, souvent causée par une contamination bactérienne.
   - **Infections au niveau de l'accès** : Les fistules, greffons et cathéters peuvent devenir infectés,

nécessitant des soins immédiats pour éviter des complications plus graves.

3. Complications à long terme
- **Anémie** : La dialyse et la maladie rénale elle-même peuvent entraîner une anémie, car les reins malades ne produisent pas suffisamment d'érythropoïétine, une hormone qui stimule la production de globules rouges.
- **Maladies osseuses** : L'insuffisance rénale et la dialyse peuvent perturber l'équilibre des minéraux dans le corps, conduisant à des affections telles que l'ostéodystrophie rénale.
- **Hypertrophie ventriculaire gauche** : Le cœur peut s'épaissir à cause de l'effort supplémentaire requis pour pomper le sang à travers les artères étroites ou raides, une complication courante de l'insuffisance rénale.
- **Neuropathie** : L'accumulation de déchets dans le sang peut endommager les nerfs, provoquant des picotements ou des douleurs dans les extrémités.

4. Autres complications
- **Troubles de l'équilibre acido-basique et électrolytique** : La dialyse peut parfois entraîner des déséquilibres dans les niveaux d'électrolytes, comme le potassium, ce qui peut être dangereux.
- **Syndrome d'épuisement de la dialyse** : Une fatigue intense qui peut suivre les sessions de dialyse.
- **Amyloïdose liée à la dialyse** : Les protéines bêta2-microglobulines peuvent s'accumuler dans le sang des patients sous dialyse et se déposer dans les articulations et les tendons, provoquant douleurs et rigidité.

Pour minimiser ces complications, un suivi médical rigoureux est essentiel. Des analyses sanguines régulières, des ajustements du traitement de dialyse et une surveillance attentive des symptômes permettent d'optimiser la prise en charge des patients et d'améliorer leur qualité de vie.

Hyper et hypotension.

L'hyper et l'hypotension sont des termes qui décrivent des états anormaux de la pression artérielle. Ces deux conditions peuvent avoir des conséquences cliniques importantes et sont souvent rencontrées dans divers contextes médicaux, y compris en néphrologie.

Hypotension
L'hypotension fait référence à une pression artérielle qui est anormalement basse.
- Causes :
    - Perte de sang, comme dans un traumatisme ou une hémorragie interne.
    - Déshydratation sévère due à des vomissements, de la diarrhée ou une consommation insuffisante de liquides.
    - Réactions médicamenteuses, en particulier avec les antihypertenseurs.
    - Problèmes cardiaques tels que l'insuffisance cardiaque ou les arythmies.
    - Infections graves ou septicémie.
    - Dysfonctionnement du système nerveux autonome.
- Symptômes :
    - Étourdissements ou vertiges
    - Évanouissements
    - Fatigue
    - Nausées
    - Vision trouble
    - Confusion ou désorientation

- Traitement :
    - Identifier et traiter la cause sous-jacente.
    - Administrer des liquides par voie intraveineuse pour traiter la déshydratation.
    - Ajuster ou changer les médicaments si nécessaire.
    - Utiliser des médicaments pour augmenter la pression artérielle dans certaines situations.

Hypertension

L'hypertension, communément appelée haute pression sanguine, est une condition dans laquelle la force du sang contre les parois des artères est trop élevée.
- Causes :
    - Facteurs génétiques ou héréditaires.
    - Mode de vie sédentaire.
    - Alimentation riche en sel.
    - Obésité.
    - Consommation excessive d'alcool ou de tabac.
    - Certaines conditions médicales, comme le syndrome des ovaires polykystiques, le diabète ou les maladies rénales.
- Symptômes :
    - Souvent, il n'y a pas de symptômes visibles, d'où son surnom de "tueur silencieux".
    - Maux de tête
    - Vertiges
    - Bourdonnements d'oreilles
    - Flou visuel
    - Essoufflement
- Traitement :
    - Médicaments antihypertenseurs.
    - Modifications du mode de vie, comme une alimentation saine, l'exercice régulier et la limitation de la consommation d'alcool.
    - Réduire la consommation de sel.
    - Surveiller régulièrement la pression artérielle.

L'hyper et l'hypotension sont deux états opposés de la pression artérielle qui peuvent avoir des implications cliniques graves si elles ne sont pas correctement gérées. La reconnaissance précoce, la surveillance régulière et l'adaptation du traitement sont essentielles pour prévenir les complications liées à ces conditions.

Troubles électrolytiques.

Les troubles électrolytiques font référence à un déséquilibre des niveaux d'électrolytes dans le corps. Les électrolytes sont des minéraux essentiels présents dans le sang et d'autres liquides corporels qui conduisent l'électricité et sont essentiels au fonctionnement normal de nombreuses fonctions corporelles. Dans le contexte de la néphrologie, ces déséquilibres sont particulièrement pertinents, car les reins jouent un rôle central dans la régulation des niveaux d'électrolytes.

1. Hyperkaliémie (taux élevé de potassium)
- Causes :
  - Insuffisance rénale
  - Médicaments (par exemple, les inhibiteurs de l'enzyme de conversion de l'angiotensine ou les anti-inflammatoires non stéroïdiens)
  - Destruction tissulaire (brûlures, traumatismes)
  - Acidose métabolique
- Symptômes :
  - Faiblesse ou paralysie musculaire
  - Arythmies cardiaques
  - Fatigue
  - Essoufflement
  - Palpitations
- Traitement :
  - Médicaments pour stabiliser la membrane cellulaire (comme le gluconate de calcium)

- Médicaments pour éliminer le potassium du corps (comme les résines échangeuses de cations)
- Dialyse

2. Hyponatrémie (faible taux de sodium)
- Causes :
  - Insuffisance cardiaque
  - Cirrhose
  - Insuffisance rénale
  - Syndrome de sécrétion inappropriée d'antidiurétique (SIADH)
- Symptômes :
  - Nausées et vomissements
  - Maux de tête
  - Fatigue
  - Convulsions
  - Coma
- Traitement :
  - Restriction hydrique
  - Administration de soluté salin
  - Médicaments (comme la tolvaptan)

3. Hypercalcémie (taux élevé de calcium)
- Causes :
  - Hyperparathyroïdie
  - Cancers
  - Excès de vitamine D
- Symptômes :
  - Soif excessive et mictions fréquentes
  - Nausées et vomissements
  - Constipation
  - Faiblesse musculaire
  - Confusion ou démence
- Traitement :
  - Hydratation intraveineuse
  - Diurétiques
  - Médicaments (comme les bisphosphonates)

4. Hypocalcémie (faible taux de calcium)
- Causes :
    - Hypoparathyroïdie
    - Insuffisance rénale chronique
    - Faible apport en vitamine D
    - Pancréatite
- Symptômes :
    - Tetanie (contractions musculaires involontaires)
    - Engourdissement et picotements autour de la bouche ou dans les extrémités
    - Spasmes musculaires
    - Convulsions
- Traitement :
    - Supplémentation en calcium et vitamine D
    - Traiter la cause sous-jacente

Les déséquilibres électrolytiques peuvent avoir des effets graves sur de nombreux systèmes corporels, en particulier le cœur, les muscles et le système nerveux. Leur gestion nécessite une évaluation et une surveillance attentives, ainsi que des interventions ciblées pour restaurer l'équilibre. Les reins jouent un rôle crucial dans cette régulation, d'où l'importance d'une néphrologie solide pour traiter et prévenir ces déséquilibres.

Gestion des infections.

La gestion des infections est un aspect crucial dans le domaine de la néphrologie, en particulier parce que les patients atteints de maladies rénales sont souvent immunosupprimés, soit à cause de leur maladie sous-jacente, soit à cause des traitements qu'ils reçoivent, en particulier la dialyse. De plus, les dispositifs utilisés en néphrologie, tels que les cathéters, peuvent introduire des points d'entrée pour les infections. Aborder la gestion des infections en néphrologie nécessite une approche globale qui englobe la prévention, le diagnostic, le traitement et la surveillance.

1. Prévention des infections
- **Hygiène des mains** : C'est la mesure la plus simple et la plus efficace pour prévenir les infections.
- **Soins stériles des cathéters** : Assurez-vous que tout cathéter soit inséré, entretenu et retiré dans des conditions stériles.
- **Vaccination** : Les vaccins contre la grippe, la pneumonie et d'autres infections pertinentes doivent être recommandés.
- **Éducation du patient** : Les patients doivent être formés pour reconnaître les signes d'infection et pour effectuer des soins appropriés à domicile, en particulier s'ils sont sous dialyse péritonéale.

2. Identification et diagnostic
- **Symptômes à surveiller** : Fièvre, frissons, rougeur ou sensibilité autour d'un site de cathéter, urine trouble ou malodorante, ou tout autre signe d'infection.
- **Tests diagnostiques** : Cultures de sang, d'urine, ou de tout fluide péritonéal pour identifier l'agent pathogène. Des tests d'imagerie peuvent également être utiles.

3. Traitement
- **Antibiotiques** : Le choix de l'antibiotique dépendra de l'agent pathogène identifié et de sa sensibilité. Dans certains cas, un traitement empirique peut être commencé en attendant les résultats des cultures.
- **Soins des cathéters** : Dans le cas d'infections liées à un cathéter, celui-ci peut nécessiter un retrait, un remplacement ou un traitement spécifique.
- **Traitement des complications** : Les infections peuvent parfois entraîner des complications telles que

des sepsis, qui nécessitent une prise en charge intensive.

4. Surveillance

- **Suivi régulier** : Les patients doivent être régulièrement surveillés pour s'assurer que l'infection est résolue et pour détecter d'éventuelles récidives.
- **Surveillance des résistances** : Dans le contexte hospitalier, la surveillance des souches résistantes aux antibiotiques est essentielle pour guider les futures thérapies.

La gestion des infections en néphrologie est un défi constant, nécessitant une vigilance, une formation et une collaboration entre professionnels de santé. C'est à la fois une affaire de prévention et de traitement rapide et efficace lorsque les infections se produisent. Une approche proactive peut grandement contribuer à améliorer les résultats pour les patients en néphrologie et à réduire le fardeau des infections nosocomiales.

Chapitre 5:
LA RELATION AVEC LE PATIENT

La communication efficace avec le patient et la famille.

La communication est un pilier essentiel dans les soins de santé. En néphrologie, où les patients peuvent être confrontés à des diagnostics complexes, des traitements de longue durée et des décisions médicales importantes, une communication claire, compassionnelle et efficace est primordiale. Elle englobe non seulement le patient mais aussi sa famille et ses proches, qui jouent souvent un rôle crucial dans le soutien et la prise en charge.

1. Écoute active
   - **Accueillir les sentiments** : Reconnaître et valider les émotions du patient et de sa famille. Les rassurer que leurs préoccupations sont entendues et prises en compte.
   - **Poser des questions ouvertes** : Cela permet d'obtenir une image complète de la situation, des préoccupations et des besoins du patient.
   - **Éviter les interruptions** : Laisser le patient et la famille exprimer pleinement leurs pensées sans être interrompus.

2. Information claire et accessible
   - **Langage simple** : Éviter le jargon médical et expliquer les termes complexes de manière compréhensible.
   - **Fournir des ressources écrites** : Les brochures, les vidéos ou les sites web peuvent être utiles pour les

patients et les familles qui souhaitent approfondir leurs connaissances.

- **Répéter les informations** : Cela assure que le patient et la famille ont bien compris et retenu les détails importants.

3. Communication empathique

- **Validation** : Reconnaître la valeur des sentiments et des expériences du patient et de sa famille.
- **Empathie** : Se mettre à la place du patient pour comprendre ses peurs, ses espoirs et ses besoins.
- **Réconfort** : Fournir un soutien émotionnel, surtout lors de l'annonce de diagnostics difficiles ou lors de discussions sur des décisions médicales majeures.

4. Collaboration et prise de décision partagée

- **Impliquer le patient** : Considérer le patient comme un partenaire dans la prise de décision médicale.
- **Explorer les options** : Discuter des avantages, des inconvénients et des alternatives possibles pour chaque décision thérapeutique.
- **Respecter les valeurs et les préférences** : Tenir compte des croyances culturelles, religieuses ou personnelles dans le processus décisionnel.

5. Gestion des situations difficiles

- **Désamorcer la tension** : Si un patient ou un membre de la famille est en colère ou frustré, adopter une approche calme et non défensive.
- **Demander du soutien** : Faire appel à des collègues, des travailleurs sociaux ou des psychologues si nécessaire.
- **Fixer des limites claires** : Dans les situations où le patient ou la famille est difficile ou non coopératif, il est important d'établir des limites tout en restant respectueux.

6. La confidentialité
- **Protéger les informations** : Assurer la confidentialité des informations médicales du patient, et ne les partager qu'avec son consentement.
- **Discussion dans un environnement privé** : Éviter de discuter de détails médicaux sensibles dans des lieux publics ou ouverts.

La communication efficace est bien plus que de simples échanges d'informations. C'est un art qui nécessite de la sensibilité, de la patience, de la clarté et de l'empathie. En néphrologie, où les patients sont souvent confrontés à des défis majeurs, une communication solide peut faire la différence entre la confusion et la clarté, l'isolement et le soutien, la peur et la confiance.

L'importance de l'éducation du patient.

L'éducation du patient en néphrologie est un aspect fondamental qui influence directement les résultats cliniques, la qualité de vie et le niveau d'adhésion au traitement. Les patients atteints de maladies rénales sont confrontés à une multitude de défis médicaux et doivent souvent prendre des décisions complexes concernant leur santé. Une éducation adéquate leur permet non seulement de mieux comprendre leur maladie, mais aussi de devenir des acteurs actifs et éclairés de leur prise en charge.

1. Autonomie et autonomisation
- **Prise en charge de soi** : Les patients éduqués ont une meilleure capacité à gérer leur condition, que ce soit en matière de régime alimentaire, de gestion des médicaments ou de soins de routine.
- **Prise de décision éclairée** : Lorsqu'ils comprennent les tenants et aboutissants de leur maladie, les patients sont mieux à même de prendre des décisions

éclairées concernant leur traitement, qu'il s'agisse de dialyse, de transplantation ou d'autres interventions.

2. Meilleure adhésion au traitement
- **Compréhension des médicaments** : Savoir pourquoi et comment prendre ses médicaments est essentiel pour éviter les complications et maximiser l'efficacité du traitement.
- **Reconnaissance des symptômes** : En connaissant les signes et les symptômes courants de complications ou de dégradation de leur état, les patients peuvent intervenir plus rapidement ou solliciter de l'aide en cas de besoin.

3. Réduction des complications et des hospitalisations
- **Éviter les erreurs** : Une meilleure compréhension des traitements et des régimes prescrits peut aider à prévenir les erreurs, telles que les surdosages médicamenteux ou les mauvais choix alimentaires.
- **Détection précoce** : Les patients éduqués peuvent reconnaître rapidement les signes avant-coureurs de complications graves, ce qui peut mener à une intervention plus rapide et potentiellement sauver des vies.

4. Qualité de vie améliorée
- **Moins d'anxiété** : Comprendre sa maladie et son traitement peut réduire la peur et l'incertitude, des facteurs souvent associés à l'anxiété.
- **Soutien social** : Les patients qui sont bien informés peuvent mieux communiquer leurs besoins et leurs préoccupations à leurs proches, renforçant ainsi les réseaux de soutien.

5. Promotion de la santé et prévention
- **Adopter un mode de vie sain** : Avec les bonnes informations, les patients peuvent faire des choix

éclairés concernant leur alimentation, leur activité physique et d'autres habitudes de vie qui influencent directement leur santé rénale.

- **Vaccination et prévention des infections** : L'éducation peut mettre l'accent sur l'importance de la vaccination régulière et des mesures de prévention des infections, essentielles pour les patients en néphrologie.

L'éducation du patient en néphrologie est une pierre angulaire d'une prise en charge holistique et centrée sur le patient. C'est une démarche dynamique qui nécessite des ajustements réguliers à mesure que la condition du patient évolue ou que de nouvelles informations deviennent disponibles. En investissant dans l'éducation du patient, les professionnels de santé peuvent espérer non seulement améliorer les résultats cliniques, mais aussi enrichir la qualité de vie de leurs patients, les dotant des outils nécessaires pour naviguer avec confiance dans le paysage complexe de la néphrologie.

Gestion de l'anxiété et du stress du patient.

La gestion de l'anxiété et du stress est un aspect critique de la prise en charge des patients en néphrologie. Confrontés à des diagnostics souvent lourds, des traitements invasifs et une incertitude quant à l'avenir, ces patients peuvent ressentir des niveaux élevés de détresse psychologique. Une prise en charge adéquate de cette détresse est non seulement essentielle pour le bien-être psychologique du patient, mais elle a également des répercussions positives sur les résultats cliniques et l'adhésion au traitement.

1. Reconnaissance et évaluation
   - **Screening régulier** : L'identification précoce des signes d'anxiété et de stress permet une intervention plus rapide. Des outils d'évaluation validés peuvent être utilisés pour évaluer régulièrement l'état psychologique du patient.
   - **Discussion ouverte** : Favoriser un environnement où le patient se sent à l'aise pour partager ses inquiétudes et ses sentiments est essentiel.

2. Techniques d'intervention
   - **Thérapie cognitivo-comportementale (TCC)** : Cette approche se concentre sur l'identification et la restructuration des pensées négatives et des schémas comportementaux. Elle s'est avérée efficace pour gérer l'anxiété et le stress.
   - **Relaxation et méditation** : La pratique régulière de techniques de relaxation profonde, telles que la respiration profonde, la méditation et la visualisation, peut aider à réduire les niveaux de stress.

3. Soutien pharmacologique
   - **Médicaments anxiolytiques** : Pour certains patients, des médicaments peuvent être nécessaires pour gérer leur anxiété, surtout lorsqu'elle est sévère ou persistante. Il est cependant crucial de surveiller les interactions médicamenteuses, surtout chez les patients rénaux.
   - **Consultation psychiatrique** : Dans les cas graves ou complexes, une consultation spécialisée peut être nécessaire.

4. Soutien émotionnel et social
   - **Groupes de soutien** : Partager des expériences avec d'autres patients qui vivent des situations similaires peut offrir une perspective rassurante.

- **Counseling familial** : La maladie rénale affecte toute la famille. Le soutien familial et le counseling peuvent aider à gérer le stress collectif.

5. Éducation et information

- **Diminuer l'incertitude** : Une des principales sources d'anxiété est l'incertitude. Fournir des informations claires et compréhensibles sur la maladie, le traitement et les attentes peut atténuer ce sentiment.
- **Ateliers et séminaires** : Organiser des sessions éducatives sur la gestion du stress et de l'anxiété peut doter les patients des outils nécessaires pour affronter leur condition.

6. Activités physiques et loisirs

- **Exercice régulier** : L'activité physique a des effets bénéfiques prouvés sur la réduction du stress et de l'anxiété.
- **Loisirs thérapeutiques** : Encourager les patients à s'adonner à des activités qu'ils aiment, comme la musique, l'art ou la lecture, peut offrir une évasion et une distraction bienvenues.

La gestion de l'anxiété et du stress chez les patients en néphrologie est une composante cruciale de leur prise en charge globale. Reconnaître et traiter ces émotions n'est pas seulement une question de confort ou de bien-être émotionnel; cela peut avoir un impact direct sur l'adhésion au traitement, la qualité de vie et les résultats cliniques. En intégrant une prise en charge psychologique solide dans le plan de soins de chaque patient, nous veillons à répondre non seulement à ses besoins physiologiques mais aussi à ses besoins émotionnels et psychologiques.

Chapitre 6:
LE BIEN-ÊTRE DE L'INFIRMIER(ÈRE)

Les défis émotionnels et psychologiques.

Le parcours d'un patient en néphrologie est jonché de défis émotionnels et psychologiques. De la révélation du diagnostic à la gestion quotidienne de la maladie, la dimension psychologique est un pilier central de l'expérience patient. Les comprendre et les anticiper permettent aux soignants d'offrir une prise en charge holistique, où le bien-être mental est tout aussi prioritaire que la santé physique.

1. L'annonce du diagnostic
   - **Choc et déni** : L'annonce d'une maladie rénale chronique est souvent vécue comme un bouleversement, pouvant engendrer un déni initial, voire une incompréhension.
   - **Crainte de l'avenir** : Le diagnostic s'accompagne d'incertitudes quant à l'avenir, à l'évolution de la maladie et à la qualité de vie future.

2. Modification de l'image corporelle
   - **Changements physiques** : La dialyse, les cathéters et les autres interventions peuvent modifier l'apparence physique, influençant ainsi la perception de soi.
   - **Estime de soi** : Les restrictions diététiques, la fatigue ou d'autres symptômes peuvent entraîner des sentiments d'infériorité ou de différence.

3. Pression du traitement quotidien
- **Contraintes de la dialyse** : Les séances régulières de dialyse peuvent être vécues comme une contrainte, empiétant sur la liberté et la spontanéité.
- **Gestion des médicaments** : La prise régulière et l'ajustement des médicaments peuvent engendrer du stress et de l'anxiété.

4. Peur des complications
- **Anticipation des crises** : La crainte de complications soudaines ou d'une dégradation de la santé peut être omniprésente.
- **Crainte de la dépendance** : La peur de devenir dépendant de ses proches ou du système médical est un sentiment courant.

5. Impacts sociaux
- **Isolement** : Les contraintes du traitement peuvent réduire les interactions sociales, entraînant sentiment d'isolement ou de solitude.
- **Rôle familial** : Le changement de rôle au sein de la famille, passant parfois du statut de pourvoyeur à celui de dépendant, peut être difficile à accepter.

6. Préoccupations financières
- **Coûts du traitement** : Même avec une bonne couverture médicale, les coûts associés à la prise en charge de la maladie peuvent être une source de stress.
- **Perturbation professionnelle** : La maladie peut entraîner des absences ou des changements professionnels, avec des implications financières.

7. Problématiques liées à la transplantation
- **Attente** : L'attente d'un don d'organe est une période chargée d'anxiété, d'espoir et d'incertitude.

- **Adaptation post-transplantation** : Même après une transplantation réussie, il y a une phase d'adaptation avec de nouvelles routines médicales.

8. Anticipation de la fin de vie
   - **Questions existentielles** : La confrontation avec la mortalité peut susciter des réflexions profondes sur le sens de la vie, la spiritualité ou la religion.
   - **Planification** : La nécessité de penser à la planification anticipée des soins ou à des directives anticipées peut être source d'angoisse.

La trajectoire d'un patient en néphrologie n'est pas uniquement marquée par les défis physiques; elle est aussi profondément teintée d'émotions, de questionnements et de défis psychologiques. Ces aspects méritent une attention tout aussi rigoureuse que les traitements médicaux. Reconnaître, comprendre et accompagner ces défis émotionnels est le gage d'une prise en charge véritablement centrée sur le patient, où l'humanité et la médecine avancent main dans la main.

L'importance de l'auto-soin.

L'auto-soin, ce concept qui englobe les activités individuelles permettant de prendre soin de sa santé physique, mentale et émotionnelle, revêt une importance primordiale, en particulier dans le contexte de la néphrologie. Pour l'infirmier(ère) comme pour le patient, l'auto-soin est bien plus qu'un simple ensemble de pratiques : c'est une philosophie qui permet de préserver son intégrité, de renforcer sa résilience face aux défis et d'améliorer sa qualité de vie globale.

1. L'auto-soin pour l'infirmier(ère)
- **Prévention de l'épuisement professionnel** : Le rythme souvent effréné de la néphrologie, avec ses urgences et ses enjeux critiques, peut rapidement conduire à l'épuisement. Des moments réguliers d'auto-soin peuvent contribuer à prévenir ce phénomène.
- **Maintien de la compétence émotionnelle** : Gérer les émotions, les siennes comme celles des patients, est fondamental. Les pratiques d'auto-soin, comme la méditation ou la réflexion, aident à développer une meilleure régulation émotionnelle.
- **Perspective et équilibre** : En s'accordant des moments pour soi, l'infirmier(ère) peut mettre en perspective les défis du quotidien, renouveler sa motivation et maintenir un équilibre entre vie professionnelle et personnelle.

2. L'auto-soin pour le patient
- **Empowerment** : L'auto-soin permet au patient de reprendre le contrôle sur sa vie, de ne pas se sentir uniquement dépendant du système médical. Il devient acteur de sa santé.
- **Gestion des symptômes** : Certaines pratiques d'auto-soin, comme une alimentation adaptée ou la relaxation, peuvent contribuer à la réduction des symptômes, voire à une meilleure gestion de la douleur.
- **Amélioration de la qualité de vie** : En intégrant régulièrement des activités qu'il aime, le patient peut enrichir son quotidien, réduire le stress et augmenter son bien-être général.

3. Comment intégrer l'auto-soin
- **Éducation et sensibilisation** : Il est primordial d'informer sur l'importance et les bienfaits de l'auto-

soin. Des ateliers, des séminaires ou des supports d'information peuvent être proposés.

- **Création d'un plan d'auto-soin** : Chacun, qu'il soit soignant ou patient, devrait élaborer un plan d'auto-soin adapté à ses besoins et à son rythme de vie.
- **Inclusion dans le plan de soins** : Pour les patients, l'auto-soin peut être intégré dans le plan de soins global, garantissant ainsi sa considération au même titre que les autres interventions médicales.

4. Les différentes facettes de l'auto-soin
- **Physique** : Cela comprend l'activité physique, une alimentation équilibrée, un sommeil suffisant ou encore la prise régulière de médicaments.
- **Émotionnel** : Il s'agit de reconnaître, d'exprimer et de gérer ses émotions. Cela peut passer par le journaling, la thérapie, la relaxation ou la méditation.
- **Mental** : Les activités qui stimulent l'esprit, comme la lecture, les jeux ou les nouvelles apprentissages, contribuent à un auto-soin mental.
- **Spirituel** : Pour certains, la spiritualité, qu'elle soit religieuse ou non, est une source d'apaisement et de sens. La prière, la méditation ou la connexion à la nature peuvent en faire partie.

Dans le vaste paysage de la néphrologie, où les défis cliniques et émotionnels abondent, l'auto-soin émerge comme un phare, guidant à la fois soignants et patients vers un équilibre et un bien-être renouvelés. Au-delà d'une série d'actions, c'est une culture de la bienveillance envers soi-même qu'il convient d'adopter et de promouvoir. Pour traverser les tempêtes de la maladie rénale et des responsabilités cliniques, cette pratique d'auto-soin n'est pas un luxe, mais une nécessité impérieuse.

Trouver un équilibre
entre vie professionnelle et personnelle.

Trouver un équilibre entre vie professionnelle et personnelle est une danse délicate que de nombreux professionnels, y compris les infirmiers en néphrologie, cherchent à maîtriser. Dans le ballet incessant des aiguilles de l'horloge, ces professionnels de santé tentent de jongler entre les soins vitaux qu'ils prodiguent à leurs patients et leurs propres besoins humains d'intimité, de repos et de loisirs.

Imaginez le cœur battant de l'hôpital où chaque tic-tac de l'horloge est une vie, une histoire, une responsabilité. Les infirmiers en néphrologie plongent quotidiennement dans ce maelström, apportant réconfort et soins aux patients atteints de maladies rénales. Ces moments sont souvent teintés d'émotions fortes, allant de la joie d'une greffe de rein réussie à la mélancolie d'une dialyse difficile. Dans ce tourbillon, comment peut-on alors trouver le temps de respirer, de vivre, d'aimer et d'être soi-même?

Tout d'abord, Il est Impératif de reconnaître la valeur de l'équilibre. Un infirmier épuisé, tant émotionnellement que physiquement, peut difficilement prodiguer des soins optimaux. Comme l'oxygène dans un avion en détresse, il faut d'abord se sauver soi-même pour pouvoir sauver les autres.

Les infirmiers, comme tant d'autres, doivent donc se réserver des moments sacrés, ces bulles de temps où l'on se déconnecte du professionnel pour s'ancrer dans le personnel. Cela pourrait être une soirée passée à lire un livre, un week-end à la campagne, ou simplement quelques heures volées pour une promenade.

Mais l'équilibre ne se trouve pas seulement dans les grands gestes. Il est aussi niché dans les petites routines du quotidien. Peut-être est-ce prendre le temps de savourer un café avant le début du service, ou trouver quelques minutes pour méditer entre deux patients. Ces moments, aussi brefs soient-ils, peuvent offrir une bouffée d'oxygène indispensable.

La clé réside également dans la communication. Les collègues, les amis, la famille peuvent offrir un soutien inestimable. Ils peuvent rappeler à l'infirmier(ère) l'importance de prendre soin de lui-même, lui offrir une épaule sur laquelle s'appuyer ou simplement écouter.

Trouver cet équilibre est un voyage, pas une destination. Chaque jour offre son lot de défis et de récompenses. Mais dans cette quête, il est essentiel de se rappeler que pour être le meilleur dans sa profession, il faut aussi être le meilleur pour soi-même. Ainsi, en dansant entre les responsabilités professionnelles et les joies personnelles, les infirmiers en néphrologie peuvent non seulement illuminer la vie de leurs patients, mais aussi la leur.

Chapitre 7:
TÉMOIGNAGES ET CAS PRATIQUES

Journées types: témoignages d'infirmiers(ères) expérimenté(e)s.

Il est souvent dit que le meilleur moyen de comprendre le quotidien de quelqu'un est de marcher dans ses chaussures, même si ce n'est que pour une journée. La néphrologie, avec ses complexités et ses nuances, ne fait pas exception. Quel meilleur moyen de peindre ce tableau que d'entendre les récits de ceux qui sont en première ligne? Voici quelques témoignages d'infirmiers(ères) expérimenté(e)s décrivant leurs journées types en néphrologie.

1. Clara, 7 ans d'expérience en hémodialyse

"Je commence ma journée à 6h30. Après une rapide revue des dossiers, je m'assure que toutes les machines sont prêtes. Lorsque les patients arrivent, chaque minute compte. Certains sont effrayés, d'autres fatigués. Ma mission est d'alléger leurs soucis tout en veillant à leur sécurité pendant la dialyse. Il y a toujours des complications à gérer, que ce soit une hypotension ou une alarme de machine. Mais, malgré la pression, rien n'égale la satisfaction de voir un patient quitter le centre avec le sourire."

2. Jérôme, 10 ans d'expérience en unité de soins intensifs néphrologiques

"Mon service est imprévisible. Je peux commencer la journée calmement, puis tout bascule en un instant avec une urgence. Les cas sont souvent complexes. Il y a des moments d'intense concentration, comme lors de l'installation d'un cathéter, mais aussi des moments de profonde humanité, lorsque je tiens la main d'un patient anxieux. Le travail en équipe est crucial ici. Nous sommes les yeux et les oreilles les uns des autres."

3. Isabelle, 12 ans d'expérience en éducation thérapeutique

"Ma journée est un mélange d'enseignement et d'écoute. J'informe les patients sur leurs maladies, les traitements, les régimes alimentaires. Mais le plus souvent, j'écoute. Le diagnostic est un choc pour beaucoup. Mes moments préférés? Quand un patient revient des mois plus tard, mieux informé, plus confiant, me remerciant de l'avoir aidé à naviguer dans cette tempête."

4. Léa, 9 ans d'expérience en transplantation rénale

"Chaque transplantation est une course contre la montre. Le jour commence souvent tôt, avec l'annonce d'un donneur compatible. Chaque étape est cruciale, de la préparation du patient à la surveillance post-opératoire. La fatigue est réelle, mais lorsqu'un patient me dit qu'il se sent revivre grâce à son nouveau rein, tout en vaut la peine."

Ces témoignages, bien que variés, partagent un fil conducteur : la passion pour le métier, l'importance du lien humain et le désir de faire une différence. Pour ces infirmiers(ères), chaque journée est à la fois un défi et une opportunité. Ils sont les héros discrets de la néphrologie, apportant compétence, compassion et dévouement à chaque tournant.

Leçons tirées de cas complexes.

La néphrologie est un domaine qui offre une multitude de situations cliniques, allant de cas simples et routiniers à des cas extraordinaires et complexes. Ces derniers, avec leurs défis uniques, fournissent souvent des leçons inestimables, non seulement dans le domaine clinique, mais aussi en matière de communication, d'empathie et d'éthique. Voici quelques leçons tirées de cas complexes qui ont marqué la carrière de plusieurs professionnels en néphrologie.

1. La communication transcende les mots

Cas: Un patient sourd et muet se présentait régulièrement pour ses séances de dialyse. La communication était initialement difficile, générant du stress et des malentendus.

Leçon: Les équipes ont dû développer de nouvelles compétences en matière de communication non verbale, utiliser la technologie et faire preuve de créativité. La situation a rappelé à tous l'importance de la communication adaptative et l'essence même de l'empathie.

2. Chaque patient est unique, tout comme son traitement

Cas: Une patiente présentait des réactions allergiques sévères à des médicaments couramment utilisés en dialyse, rendant le processus dangereux pour elle.

Leçon: Les protocoles standards ont dû être adaptés pour répondre aux besoins de cette patiente. Cela a souligné la nécessité d'une approche individualisée des soins et la flexibilité nécessaire face à des situations atypiques.

3. L'éthique au cœur de la prise de décision

Cas: Un patient en phase terminale de la maladie rénale, ayant des croyances religieuses strictes, refusait une transplantation potentielle. L'équipe médicale était déchirée entre le respect de ses choix et le désir de lui offrir la meilleure qualité de vie possible.

Leçon: Le respect de l'autonomie du patient est primordial, même si cela va à l'encontre des convictions personnelles du soignant. La prise de décision éthique requiert une discussion ouverte, la participation du patient et parfois le soutien d'un comité d'éthique.

4. La résilience face à l'inattendu
Cas: Suite à une panne d'électricité majeure dans une unité de dialyse, de nombreux patients n'ont pas pu recevoir leur traitement, mettant leur vie en danger.
Leçon: La capacité d'adaptation et de réaction rapide est essentielle. Les équipes ont dû organiser des transports vers d'autres centres, reprioriser les cas et communiquer efficacement avec les patients et les familles. Cela a renforcé l'importance de la préparation aux situations d'urgence et de la cohésion d'équipe.

5. La technologie est un outil, pas une solution
Cas: Un patient utilisait un dispositif de télémédecine pour ses séances de dialyse à domicile. Bien que techniquement tout fonctionnait, le patient se sentait isolé et anxieux.
Leçon: La technologie peut améliorer l'efficacité des soins, mais elle ne remplace pas le contact humain. Il est essentiel d'assurer un suivi régulier, de comprendre les besoins émotionnels des patients et d'offrir un soutien holistique.

Ces cas, parmi tant d'autres, illustrent la richesse et la complexité de la néphrologie. Ils rappellent que, bien que chaque situation soit unique, les leçons tirées ont une portée universelle, enrichissant la pratique clinique et renforçant le lien entre le soignant et le soigné.

Inspirations et motivations
pour continuer dans cette voie.

Les infirmier(ère)s en néphrologie, à l'instar de nombreux professionnels de la santé, peuvent parfois ressentir de la fatigue, de la lassitude ou même du désespoir face aux défis quotidiens. Pourtant, il y a toujours des éléments qui les poussent à persévérer, à rester engagés et à continuer à offrir des soins de qualité. Voici quelques sources d'inspiration et de motivation qui encouragent ces dévoués professionnels à continuer dans cette voie:

1. Les succès thérapeutiques

Il n'y a rien de plus gratifiant pour un infirmier en néphrologie que de voir un patient s'épanouir après une transplantation réussie ou constater une amélioration tangible de la qualité de vie grâce à une dialyse efficace. Ces succès médicaux rappellent l'impact direct de leur travail.

2. Les relations patient-soignant

Au fil du temps, les infirmier(ère)s développent des liens solides avec leurs patients. Ces relations, construites sur la confiance et la compassion, deviennent souvent une source d'inspiration. Voir un patient surmonter des obstacles, grâce en partie à l'aide et au soutien de l'infirmier(ère), renforce le sens du devoir.

3. L'apprentissage constant

La médecine évolue constamment, et la néphrologie ne fait pas exception. Les nouvelles recherches, techniques et technologies offrent des opportunités d'apprentissage et d'innovation. Cette quête constante de connaissances renouvelle la passion de nombreux professionnels.

4. L'impact communautaire

Les infirmier(ère)s ne se contentent pas d'agir à l'échelle individuelle; leur travail a un impact sur la communauté toute entière. En éduquant les patients et en soutenant la sensibilisation à la santé rénale, ils jouent un rôle essentiel dans la prévention et la prise en charge des maladies rénales à l'échelle communautaire.

5. Le soutien des pairs

Travailler au sein d'une équipe multidisciplinaire offre l'opportunité de se soutenir mutuellement, de partager des expériences et des défis. Savoir qu'ils ne sont pas seuls, que leurs collègues partagent les mêmes difficultés et succès, est une source de motivation indéniable.

6. Les histoires inspirantes

Chaque patient a une histoire, et parfois, c'est cette histoire qui inspire le plus. Qu'il s'agisse d'une personne qui a surmonté d'énormes obstacles pour mener une vie normale grâce à la dialyse, ou d'un donneur d'organe qui a offert une seconde chance à quelqu'un, ces récits renforcent le sens profond de leur vocation.

7. L'engagement personnel

De nombreux infirmier(ère)s se rappellent pourquoi ils ont choisi ce métier. Pour certains, c'est une vocation personnelle née d'une expérience personnelle ou familiale liée à la maladie rénale. Pour d'autres, c'est une passion pour les soins, la science et l'humanité. Se reconnecter à cette source d'inspiration initiale peut raviver la flamme.

La voie de l'infirmier(ère) en néphrologie n'est pas dénuée de défis, mais c'est précisément ces défis qui rendent la profession si enrichissante. En se rappelant continuellement ce qui les motive, ces professionnels trouvent la force et l'inspiration pour avancer et continuer à faire une différence.

Chapitre 8:
ÉTHIQUE ET NÉPHROLOGIE

Les dilemmes éthiques courants en néphrologie.

La néphrologie, comme bien d'autres spécialités médicales, est confrontée à des dilemmes éthiques complexes. Ces dilemmes se présentent souvent lorsque les principes éthiques fondamentaux entrent en conflit. Voici quelques dilemmes éthiques courants auxquels sont confrontés les professionnels de la néphrologie :

1. Autonomie vs. Bienfaisance
   - *Situation*: Un patient refuse une transplantation rénale qui pourrait potentiellement prolonger sa vie.
   - *Dilemme*: Respecter le choix du patient (autonomie) ou le persuader d'accepter le traitement qui est dans son meilleur intérêt (bienfaisance) ?

2. Rationnement des ressources
   - *Situation*: Les ressources pour la dialyse sont limitées, et il faut décider qui sera priorisé pour le traitement.
   - *Dilemme*: Comment allouer équitablement des ressources limitées tout en respectant la valeur intrinsèque de chaque vie ?

3. Vie vs. Qualité de vie
   - *Situation*: Un patient âgé, souffrant de plusieurs comorbidités, a une faible chance de survie à long terme même avec la dialyse.
   - *Dilemme*: Faut-il poursuivre un traitement intensif pour prolonger la vie, ou privilégier le confort et la qualité de vie du patient ?

4. Consentement éclairé dans le contexte de la culture et de la religion
- *Situation*: Un patient refuse un traitement en raison de ses croyances religieuses, même si cela met sa vie en danger.
- *Dilemme*: Comment respecter les croyances culturelles et religieuses du patient tout en assurant sa sécurité et sa santé ?

5. Transplantations et critères de sélection
- *Situation*: Deux patients ont besoin d'une transplantation, mais un seul organe est disponible.
- *Dilemme*: Comment décider qui recevra l'organe ? Faut-il baser cette décision sur l'âge, la compatibilité, la durée d'attente ou d'autres critères ?

6. Confidentialité vs. Devoir de prévenir
- *Situation*: Un patient sous dialyse avoue qu'il n'adhère pas correctement à son traitement ou qu'il consomme des substances interdites, ce qui pourrait le mettre en danger.
- *Dilemme*: Comment équilibrer le respect de la confidentialité du patient avec le devoir de prévenir les dangers ?

7. La fin de vie et l'arrêt du traitement
- *Situation*: Un patient en phase terminale de la maladie rénale demande l'arrêt de la dialyse.
- *Dilemme*: Comment répondre à cette demande tout en s'assurant que le patient est pleinement informé et qu'il ne subit pas de pressions extérieures ?

Les dilemmes éthiques en néphrologie soulignent l'importance d'une formation éthique solide et d'un soutien professionnel pour les professionnels de la santé. Ils montrent également la nécessité d'approches multidisciplinaires, où médecins, infirmières, travailleurs sociaux, éthiciens et autres spécialistes collaborent pour trouver les meilleures solutions pour les patients.

Consentement éclairé et droits des patients.

Le consentement éclairé n'est pas qu'une simple formalité administrative. Il s'agit d'un pilier fondamental des soins médicaux modernes, reflétant un respect profond pour les droits et la dignité du patient. L'idée sous-jacente est que chaque individu a une autonomie inhérente, et en tant que telle, une personne devrait avoir une voix déterminante dans les décisions concernant sa propre santé.

Dans le monde de la néphrologie, le chemin du traitement est souvent complexe. Que ce soit la perspective de la dialyse, la transplantation rénale ou d'autres interventions, le patient se voit souvent confronté à une myriade de choix. Chaque option comporte ses propres avantages, risques et implications à long terme. C'est ici que le consentement éclairé entre en jeu.

Le processus commence par une communication ouverte entre le professionnel de santé et le patient. Au lieu de simplement prescrire une solution, le médecin ou l'infirmière présente chaque option disponible, en détaillant les bénéfices attendus, les risques potentiels et les alternatives possibles. Toutefois, il ne s'agit pas simplement de fournir une avalanche d'informations médicales. L'information doit être donnée de manière compréhensible, en prenant en compte le niveau de connaissance et les préoccupations du patient.

Mais le consentement éclairé va bien au-delà de la simple compréhension. Il faut que le patient ait également la liberté de faire un choix. Cela signifie qu'il ne devrait

71

ressentir aucune pression, que ce soit de la part du personnel médical, de la famille ou de quiconque. Sa décision, qu'elle soit en faveur ou contre un traitement proposé, doit être respectée. Après tout, c'est lui qui vivra les conséquences directes de cette décision.

Les droits des patients sont intrinsèquement liés au concept de consentement éclairé. Chaque patient a le droit de savoir, le droit de poser des questions, et, surtout, le droit de refuser un traitement. Cette approche met le patient au centre des soins médicaux, le reconnaissant comme un acteur majeur de sa propre santé, et non pas comme un simple récepteur passif de soins.

Le consentement éclairé et les droits des patients renforcent le lien de confiance entre le patient et le professionnel de santé. Dans une spécialité aussi complexe que la néphrologie, cette confiance est inestimable. Elle assure que, quelle que soit la voie choisie, le patient et le professionnel de santé avancent ensemble, dans un partenariat basé sur le respect, la compréhension et l'engagement mutuel.

La fin de vie et les soins palliatifs en néphrologie.

La fin de vie en néphrologie est un sujet profondément émotionnel et souvent complexe. Alors que les progrès de la médecine permettent de prolonger la vie de nombreuses personnes atteintes de maladies rénales, il arrive un moment où la qualité de vie peut être gravement compromise. C'est à ce moment-là que les soins palliatifs prennent toute leur importance.

Les soins palliatifs en néphrologie visent à améliorer la qualité de vie des patients et de leurs familles face aux conséquences d'une maladie rénale avancée. Contrairement à ce que l'on pourrait penser, ils ne se concentrent pas uniquement sur les derniers jours ou semaines de vie. Ils interviennent dès qu'une maladie rénale grave est diagnostiquée, offrant une prise en charge centrée sur le soulagement de la douleur et d'autres symptômes gênants, et fournissant un soutien psychologique, social et spirituel.

En néphrologie, l'introduction des soins palliatifs peut être complexe. Le patient peut être sous dialyse depuis des années, luttant quotidiennement contre les complications associées. La décision d'arrêter la dialyse ou de ne pas la commencer est difficile et doit être prise en considération avec le patient, sa famille et l'équipe médicale. Elle nécessite une évaluation approfondie des bénéfices potentiels de la continuation de la dialyse par rapport à la qualité de vie et au confort du patient.

L'un des aspects fondamentaux des soins palliatifs est le dialogue. Il est essentiel que le patient, sa famille et l'équipe médicale communiquent ouvertement sur les attentes, les inquiétudes et les espoirs. Ces conversations peuvent être difficiles, abordant des sujets tels que les directives anticipées, le refus ou l'arrêt de traitements, et les souhaits concernant les derniers moments de vie. Pourtant, c'est à travers ces discussions sincères que l'on peut assurer une fin de vie paisible et digne.

Un autre élément clé des soins palliatifs est l'approche multidisciplinaire. L'équipe peut inclure non seulement des néphrologues, mais aussi des infirmiers spécialisés en soins palliatifs, des psychologues, des travailleurs sociaux, des aumôniers et d'autres professionnels. Chacun apporte son expertise, assurant que tous les besoins du patient, qu'ils soient physiques, émotionnels, sociaux ou spirituels, sont pris en compte.

La fin de vie en néphrologie peut être marquée par la douleur, l'épuisement et la détresse, tant pour le patient que pour sa famille. Les soins palliatifs visent à alléger ces fardeaux, à offrir du réconfort et à garantir que chaque jour, aussi difficile soit-il, est vécu avec dignité et respect. Alors que la mort est une réalité inévitable, la manière dont nous l'abordons peut faire toute la différence, et les soins palliatifs en néphrologie nous rappellent que chaque moment compte.

Chapitre 9:
LA CULTURE
ET LA DIVERSITÉ EN NÉPHROLOGIE

Les défis de la prise en charge des patients d'horizons divers.

La prise en charge des patients d'horizons divers présente un ensemble de défis uniques pour les professionnels de santé, en particulier dans un domaine aussi complexe que la néphrologie. Les diversités culturelles, socio-économiques, linguistiques et religieuses peuvent avoir un impact profond sur la manière dont les patients perçoivent leur maladie, leurs traitements et la relation avec leur équipe médicale.

L'un des premiers défis est la barrière linguistique. Pour un patient qui ne parle pas la même langue que son soignant, comprendre les subtilités d'un diagnostic ou d'une procédure médicale peut s'avérer délicat. Il est donc primordial d'avoir accès à des interprètes médicaux qualifiés qui peuvent traduire non seulement les mots, mais aussi les nuances et les implications sous-jacentes.

Les différences culturelles peuvent également influencer la manière dont un patient perçoit sa maladie et ses traitements. Par exemple, certaines cultures peuvent avoir des croyances spécifiques concernant les causes des maladies ou des opinions arrêtées sur les traitements occidentaux. Pour ces patients, l'intégration de médecines traditionnelles ou de pratiques spirituelles peut être essentielle à leur bien-être.

Les défis socio-économiques jouent également un rôle majeur. Les patients issus de milieux défavorisés peuvent avoir du mal à accéder aux soins, à suivre leurs traitements ou à adopter des modes de vie sains en raison de contraintes financières ou de l'absence de ressources adéquates. De plus, la stigmatisation associée à certaines maladies ou à la pauvreté peut empêcher ces patients de rechercher activement une aide médicale.

Les croyances et pratiques religieuses peuvent également influencer la manière dont un patient aborde son traitement. Par exemple, certains pourraient refuser des transfusions sanguines ou des greffes d'organe pour des raisons religieuses. Dans ces cas, il est crucial que l'équipe médicale soit informée et respectueuse de ces croyances tout en cherchant des solutions alternatives pour assurer les meilleurs soins possibles.

La solution à ces défis réside dans la formation culturelle des professionnels de santé. Cela implique non seulement la connaissance des diverses cultures et traditions, mais aussi la capacité d'écouter activement et d'interagir avec empathie et ouverture d'esprit.

Il est également essentiel d'avoir une équipe diversifiée, capable de comprendre et de répondre aux besoins uniques de chaque patient. La collaboration avec des leaders communautaires, des experts en santé culturelle et des associations de patients peut également s'avérer précieuse.

Le défi de la prise en charge des patients d'horizons divers n'est pas seulement de traiter une maladie rénale, mais de comprendre et de respecter la personne dans son ensemble, avec toutes ses particularités, ses croyances et ses expériences. C'est cette approche holistique qui garantit une prise en charge de qualité et renforce la confiance entre le patient et son équipe médicale.

L'importance de la sensibilité culturelle.

La sensibilité culturelle dans le domaine médical, et en particulier en néphrologie, est bien plus qu'une simple convenance. Elle est un pilier essentiel d'une prise en charge médicale efficace, empathique et respectueuse. Alors que nous vivons dans un monde globalisé, où les patients d'horizons divers sont de plus en plus nombreux à se croiser dans les établissements de santé, reconnaître et valoriser cette diversité n'est pas seulement un acte moral, mais aussi un impératif clinique.

Tout d'abord, la sensibilité culturelle contribue à une meilleure communication. Lorsque le personnel médical est capable de reconnaître et de comprendre les différences linguistiques et culturelles, il est plus à même de fournir des informations claires, évitant ainsi les malentendus qui pourraient nuire à la prise en charge du patient. Cela s'étend au-delà de la simple langue; c'est aussi comprendre les expressions non verbales, les croyances autour de la santé et de la maladie, ou encore les valeurs liées à la famille et à la communauté.

Ensuite, être sensible aux différences culturelles permet de construire une relation de confiance. La méfiance envers le système médical est un obstacle réel pour de nombreux patients, souvent enracinée dans des expériences passées négatives, des stéréotypes ou des croyances culturelles. En traitant chaque patient comme un individu unique et en valorisant sa culture, les professionnels de santé peuvent créer un environnement dans lequel le patient se sent respecté, écouté et compris.

Par ailleurs, la sensibilité culturelle permet d'améliorer la qualité des soins en garantissant que les traitements proposés sont adaptés et efficaces. Certaines communautés peuvent être plus à risque pour certaines pathologies ou présenter des réponses différentes à certains traitements. De plus, la manière dont les patients perçoivent et gèrent la douleur, la maladie ou les traitements médicaux varie grandement en fonction de leur culture. Prendre cela en compte garantit que le plan de soins est réellement adapté à chaque individu.

Enfin, la sensibilité culturelle contribue à réduire les inégalités en matière de santé. Les barrières culturelles peuvent souvent mener à des diagnostics tardifs, à une mauvaise adhérence aux traitements ou à un manque de prévention. En se montrant sensible aux besoins spécifiques de chaque communauté, les professionnels de santé peuvent aider à combler ces lacunes et à offrir des soins équitables à tous.

La sensibilité culturelle n'est pas une simple compétence supplémentaire, mais une composante essentielle de la médecine moderne. Elle enrichit la relation entre le patient et le soignant, améliore la qualité des soins et renforce l'éthique médicale basée sur le respect, l'empathie et l'équité. En tant que tels, la formation et le développement continus en matière de sensibilité culturelle devraient être au cœur des programmes éducatifs médicaux et des politiques de santé.

Les particularités ethniques
des maladies rénales.

Les maladies rénales, comme beaucoup d'autres pathologies, ne se manifestent pas toujours de la même manière chez tous les individus. En effet, des variations ethniques et génétiques peuvent influencer la prévalence, le diagnostic, la progression et la réponse au traitement des maladies rénales. En comprenant ces particularités ethniques, les professionnels de la santé peuvent offrir une prise en charge plus individualisée et efficace.

1. Prévalence ethnique:
- **Afro-Américains et Afro-Caribéens** : Ces populations ont une prévalence plus élevée de la maladie rénale chronique, en particulier la glomérulosclérose segmentaire et focale. Le gène APOL1 est particulièrement en cause, conférant un risque accru de maladie rénale chez les individus ayant deux copies de certaines variantes.
- **Asiatiques** : Certains groupes asiatiques, en particulier ceux d'origine sud-asiatique, ont une prévalence plus élevée de diabète, qui est un facteur de risque majeur pour les maladies rénales.
- **Hispaniques et Latino-Américains** : Bien qu'ils aient un risque plus élevé de diabète, ils semblent avoir un risque moindre de progression vers l'insuffisance rénale terminale par rapport aux populations non hispaniques.

2. Réponse au traitement et gestion:
- Certains médicaments, tels que les inhibiteurs de l'ECA ou les antagonistes des récepteurs de l'angiotensine, peuvent avoir une efficacité variable selon l'origine ethnique. Par exemple, les Afro-Américains répondent parfois moins bien à ces traitements que les Blancs non hispaniques.

3. Aspects génétiques:
- Des mutations spécifiques, comme le gène APOL1 mentionné précédemment, peuvent prédisposer certaines populations ethniques à des maladies rénales. Identifier ces variations génétiques permet une meilleure compréhension de la maladie et pourrait orienter vers des approches thérapeutiques ciblées.

4. Facteurs sociaux et culturels:
- La perception de la maladie, l'adhésion au traitement, et l'accès aux soins peuvent varier selon les groupes ethniques en raison de facteurs culturels, socio-économiques ou linguistiques. Par exemple, certains patients pourraient privilégier des remèdes traditionnels ou avoir des croyances spécifiques concernant la cause de leur maladie.

5. Diagnostic et progression:
- Les critères de diagnostic standardisés, tels que les niveaux de créatinine sérique pour évaluer la fonction rénale, peuvent nécessiter des ajustements en fonction de l'origine ethnique, car les taux de référence peuvent varier selon les groupes.

6. Problèmes associés:
- Certains groupes ethniques peuvent présenter des comorbidités plus fréquentes, comme l'hypertension ou le diabète, influençant directement la maladie rénale.

L'origine ethnique d'un patient joue un rôle non négligeable dans la manifestation et la gestion des maladies rénales. Les cliniciens doivent être conscients de ces particularités pour offrir une prise en charge optimale. Une approche individualisée, tenant compte de la diversité ethnique et culturelle, est essentielle pour une médecine de précision dans le domaine de la néphrologie.

Chapitre 10:
LA TECHNOLOGIE ET L'INNOVATION EN NÉPHROLOGIE

Les nouvelles technologies en dialyse.

L'évolution rapide de la technologie médicale a eu un impact majeur sur le domaine de la dialyse. Ces avancées visent à améliorer l'efficacité des traitements, réduire les complications associées et offrir une meilleure qualité de vie aux patients. Voici un aperçu des nouvelles technologies en dialyse et de la manière dont elles transforment le paysage de la néphrologie.

1. Machines de dialyse de nouvelle génération:
   - Ces appareils modernes offrent une plus grande précision dans le contrôle des fluides, permettant une meilleure élimination des déchets et un équilibre plus précis des électrolytes.
   - Ils disposent d'écrans tactiles intuitifs, d'interfaces utilisateurs améliorées et d'une intégration aisée avec les systèmes d'information hospitaliers.

2. Dialyse portable:
   - L'avènement des machines de dialyse portables permet aux patients de recevoir leur traitement dans le confort de leur domicile. Cela peut réduire le stress lié aux visites fréquentes en centre et offrir une plus grande flexibilité.
   - Ces appareils sont plus petits, plus légers et plus faciles à utiliser.

3. Dialyse sans aiguille:
  - Des recherches sont en cours pour développer des systèmes de dialyse qui n'utilisent pas d'aiguilles, réduisant ainsi la douleur et le risque d'infection.

4. Télémédecine:
  - Avec l'intégration des technologies de communication, les patients peuvent maintenant avoir des consultations avec leurs néphrologues via des plateformes de télémédecine. Cela est particulièrement utile pour les patients éloignés ou pour des consultations de suivi.

5. Intelligence artificielle et analyse des données:
  - L'utilisation de l'IA pour analyser les données des séances de dialyse permet d'anticiper les complications, d'optimiser les paramètres de traitement et d'offrir une personnalisation du traitement.
  - Les systèmes basés sur l'IA peuvent également aider à la détection précoce des infections ou des dysfonctionnements des équipements.

6. Améliorations dans les membranes de dialyse:
  - Les nouvelles membranes sont conçues pour être plus biocompatibles, réduisant les réactions inflammatoires et offrant une meilleure hémodialyse.
  - Certaines membranes innovantes permettent une meilleure élimination des molécules de taille moyenne, qui étaient traditionnellement difficiles à filtrer.

7. Formation en réalité virtuelle:
  - Les professionnels de santé peuvent maintenant utiliser la réalité virtuelle pour s'entraîner aux procédures de dialyse, ce qui permet une formation plus immersive et pratique.

8. Recherche sur les reins artificiels:
*   Des progrès sont réalisés dans le développement de reins artificiels, qui pourraient offrir une alternative à long terme à la dialyse. Bien que cette technologie en soit encore à ses balbutiements, elle représente une lueur d'espoir pour l'avenir de la néphrologie.

Les nouvelles technologies en dialyse sont en train de révolutionner la prise en charge des patients souffrant d'insuffisance rénale. Elles offrent non seulement des améliorations dans la qualité et l'efficacité des traitements, mais aussi une meilleure qualité de vie pour les patients, en plaçant le pouvoir entre leurs mains et en les intégrant activement dans leur propre soin.

Les applications et outils digitaux pour la gestion des patients.

Dans une ère dominée par la technologie numérique, la médecine n'est pas en reste. Les outils digitaux ont transformé la manière dont les soins médicaux sont dispensés, rendant la prise en charge des patients plus efficace, transparente et centrée sur le patient. Voici quelques applications et outils digitaux qui font leur marque dans la gestion des patients, notamment en néphrologie.

1. Dossiers médicaux électroniques (DME):
*   **Description :** Il s'agit de bases de données numérisées contenant toutes les informations médicales d'un patient.
*   **Avantages :** Facilité d'accès, partage d'informations entre professionnels de la santé, réduction des erreurs médicales et meilleure coordination des soins.

2. Portails patients:
- **Description :** Plateformes en ligne où les patients peuvent accéder à leurs informations médicales, prendre des rendez-vous, renouveler des ordonnances et communiquer avec leurs prestataires de soins.
- **Avantages :** Augmente l'autonomie du patient, améliore la communication et optimise la gestion administrative.

3. Applications de télémédecine:
- **Description :** Permettent des consultations à distance, que ce soit par vidéo, audio ou chat.
- **Avantages :** Accessibilité accrue, réduction des temps d'attente et commodité pour les patients et les médecins.

4. Applications de surveillance à distance:
- **Description :** Ces applications permettent de suivre les signes vitaux, l'adhésion au traitement et d'autres données pertinentes en temps réel ou presque.
- **Avantages :** Détection précoce des complications ou des déviations, renforcement de l'adhésion au traitement et engagement accru du patient.

5. Plateformes d'éducation pour les patients:
- **Description :** Sites web ou applications mobiles qui fournissent des informations fiables sur les maladies, les traitements et les soins préventifs.
- **Avantages :** Patients mieux informés, capacité à prendre des décisions éclairées et amélioration de la gestion de la maladie.

6. Systèmes de gestion des rendez-vous:
- **Description :** Outils qui automatisent la prise, la confirmation et le rappel des rendez-vous.

- **Avantages** : Réduction des absences, optimisation du temps clinique et meilleure expérience patient.

7. Applications pour la gestion des médicaments:
   - **Description** : Ces applications rappellent aux patients quand prendre leurs médicaments, surveillent les interactions médicamenteuses et peuvent même permettre le renouvellement des ordonnances.
   - **Avantages** : Améliore l'adhésion aux médicaments, réduit les erreurs médicamenteuses et simplifie la gestion quotidienne.

8. Plateformes d'interaction sociale:
   - **Description** : Forums, groupes ou réseaux sociaux spécifiques à une maladie permettant aux patients d'échanger sur leurs expériences.
   - **Avantages** : Soutien émotionnel, partage de conseils pratiques et sentiment d'appartenance à une communauté.

9. Outils d'analyse et d'intelligence artificielle:
   - **Description** : Utilisent des données pour prédire les risques, conseiller sur les traitements optimaux et anticiper les besoins des patients.
   - **Avantages** : Soins plus proactifs, réduction des coûts et amélioration de la qualité des soins.

10. Applications de réalité virtuelle ou augmentée:
    - **Description** : Utilisées pour la formation médicale, la distraction pendant les procédures douloureuses ou la réadaptation.
    - **Avantages** : Approches thérapeutiques innovantes, engagement accru du patient et amélioration de l'efficacité clinique.

Ces outils, associés à la formation adéquate des professionnels de santé et à l'adoption par les patients, ont le potentiel de transformer la néphrologie et d'autres domaines médicaux, en offrant des soins plus personnalisés, centrés sur le patient et basés sur des données probantes.

L'avenir de la télémédecine en néphrologie.

La télémédecine, ou la pratique de prendre soin des patients à distance grâce aux technologies de la communication, a connu une croissance phénoménale ces dernières années. En néphrologie, cette approche peut s'avérer particulièrement bénéfique étant donné la nécessité de surveiller régulièrement les patients, d'ajuster leurs traitements et de fournir une éducation continue. Plongeons dans ce que l'avenir pourrait réserver à la télémédecine dans ce domaine spécialisé.

1. Expansion des services à domicile:
L'une des principales tendances est la migration des soins des centres traditionnels de dialyse vers le domicile du patient. La télémédecine facilite cette transition en permettant une surveillance à distance des séances de dialyse, des consultations régulières avec des néphrologues et une communication en temps réel avec les soignants.

2. Outils d'auto-surveillance:
Avec le développement des dispositifs connectés, les patients peuvent maintenant surveiller eux-mêmes des paramètres essentiels tels que la pression artérielle, le poids ou les niveaux d'électrolytes. Ces données peuvent être automatiquement transmises aux professionnels de

santé via des plateformes sécurisées pour une analyse et une intervention rapide en cas de besoin.

3. Éducation et formation renforcées:
La télémédecine offre la possibilité de tenir des séances d'éducation pour les patients, abordant des sujets tels que la gestion des médicaments, la diététique, ou même la préparation à une transplantation rénale.

4. Accès étendu:
Pour les patients vivant dans des régions éloignées ou mal desservies, la télémédecine brise les barrières géographiques, offrant un accès plus facile à des spécialistes et à des soins de qualité.

5. Collaboration interprofessionnelle:
Les plateformes de télémédecine favorisent une collaboration plus étroite entre les néphrologues, les infirmiers, les diététiciens, les travailleurs sociaux et d'autres membres de l'équipe de soins, même s'ils sont dispersés géographiquement.

6. Intelligence artificielle et analyse prédictive:
L'avenir de la télémédecine pourrait intégrer davantage d'IA pour analyser les tendances des données des patients, prévoir les complications potentielles et conseiller sur les meilleures interventions ou ajustements de traitement.

7. Personnalisation des soins:
En se basant sur les données en temps réel des patients et leurs antécédents, la télémédecine peut faciliter une approche plus personnalisée, adaptant les soins aux besoins spécifiques de chaque patient.

8. Réduction des coûts:
En évitant des hospitalisations inutiles, des complications

ou des visites répétées, la télémédecine a le potentiel de réduire significativement les coûts associés à la prise en charge des patients néphrologiques.

9. Défis à relever:
Bien que prometteuse, la télémédecine en néphrologie devra surmonter certains défis, tels que les préoccupations liées à la vie privée, la sécurité des données, les barrières réglementaires, ou encore la résistance au changement de la part de certains professionnels ou patients.

La télémédecine est en passe de devenir un pilier majeur de la néphrologie à l'avenir. Elle présente une opportunité unique de repenser la manière dont les soins sont dispensés, de rendre les patients plus autonomes et d'optimiser les résultats cliniques. Toutefois, son succès dépendra d'une adoption généralisée, d'une réglementation adaptée et d'une formation continue des professionnels de santé.

Chapitre 11:
RECHERCHE ET PARTICIPATION AUX ÉTUDES CLINIQUES

Introduction à la recherche clinique en néphrologie.

Dans le vaste domaine de la médecine, la recherche clinique demeure le pilier fondamental qui alimente et façonne l'évolution des soins médicaux. En néphrologie, une spécialité se consacrant aux maladies rénales, la recherche clinique est d'une importance capitale pour améliorer la qualité de vie des patients, proposer de nouvelles thérapies et, in fine, sauver des vies. Cette introduction à la recherche clinique en néphrologie vise à éclairer son rôle, ses défis et ses succès.

1. L'importance de la recherche clinique en néphrologie:
La néphrologie, tout comme d'autres spécialités médicales, est en perpétuelle évolution. Chaque découverte ou innovation provient souvent de longues années, voire de décennies, de recherche clinique. Que ce soit pour comprendre la genèse d'une maladie rénale, élaborer un nouveau traitement ou améliorer les protocoles de dialyse, la recherche clinique est au cœur de ces avancées.

2. Types de recherches en néphrologie:
- **Recherche fondamentale:** Celle-ci cherche à comprendre les mécanismes cellulaires et moléculaires des maladies rénales.
- **Recherche translationnelle:** Elle fait le lien entre la recherche fondamentale et la clinique, en appliquant

les découvertes de laboratoire à la prise en charge des patients.

- **Recherche clinique:** Elle concerne les essais sur les patients eux-mêmes, souvent pour tester de nouveaux traitements, interventions ou dispositifs.
- **Recherche épidémiologique:** Cette recherche se focalise sur les tendances, causes et effets des problèmes de santé au sein de populations spécifiques.

3. Conduite d'un essai clinique:
La réalisation d'un essai clinique en néphrologie suit des étapes bien définies, allant de la phase pré-clinique à la phase IV, chaque phase ayant un objectif précis et des critères de succès.

4. Défis de la recherche clinique en néphrologie:
Malgré son importance, la recherche en néphrologie rencontre des défis comme le financement limité, les préoccupations éthiques liées aux essais sur les patients, ou la longueur des essais nécessaires pour prouver l'efficacité d'une intervention.

5. Impact de la technologie:
Avec l'avènement de la biotechnologie, de la génomique et de la bio-informatique, la recherche néphrologique a connu un essor phénoménal. L'identification de biomarqueurs, la thérapie génique ou l'utilisation de l'intelligence artificielle pour la prédiction des maladies sont quelques-unes des innovations récentes.

6. L'éthique en recherche clinique:
La recherche clinique doit toujours se faire dans le respect de l'éthique médicale, garantissant la sécurité, l'autonomie, la bienfaisance et la justice pour tous les participants.

7. La collaboration internationale:
Les défis mondiaux de la santé rénale nécessitent une collaboration internationale. Les réseaux et consortia de recherche clinique permettent de rassembler des chercheurs du monde entier pour travailler sur des problématiques communes.

8. Le rôle des infirmiers en recherche clinique:
Outre les médecins et chercheurs, les infirmiers jouent un rôle crucial dans la conduite de la recherche clinique, en assurant le suivi des patients, en administrant les traitements et en recueillant les données.

La recherche clinique en néphrologie est plus qu'essentielle. Elle est la promesse d'un avenir meilleur pour tous les patients atteints de maladies rénales. Chaque infirmier, médecin ou chercheur en néphrologie contribue, à sa manière, à ce futur plus lumineux et plein d'espoir.

Le rôle de l'infirmier(ère) dans les essais cliniques.

Lorsqu'on pense aux essais cliniques, on a tendance à immédiatement évoquer les chercheurs et les médecins. Toutefois, les infirmier(ère)s jouent un rôle tout aussi essentiel, voire pivot, dans la mise en œuvre, le suivi et le succès de ces études. Leur implication dans les essais cliniques est multidimensionnelle, combinant des compétences cliniques, administratives et relationnelles.

1. Recrutement et évaluation des patients:
Les infirmier(ère)s sont souvent les premiers professionnels de santé que les patients rencontrent lorsqu'ils envisagent de participer à un essai clinique. Ils sont responsables de la pré-sélection des patients en fonction des critères d'inclusion et d'exclusion, et du recueil du consentement

éclairé après avoir assuré une explication complète et compréhensible de l'essai.

2. Administration des traitements:
En fonction du protocole de l'essai, les infirmier(ère)s peuvent être chargé(e)s d'administrer des médicaments, de suivre des protocoles spécifiques ou de surveiller des interventions. Ils doivent s'assurer que chaque étape est réalisée conformément aux directives de l'essai.

3. Surveillance et évaluation:
Les infirmier(ère)s jouent un rôle central dans la surveillance des effets secondaires et des réactions adverses. Ils évaluent régulièrement l'état de santé des patients, recueillent des données et alertent l'équipe médicale en cas de problème ou de préoccupation.

4. Collecte et documentation des données:
La rigueur est essentielle dans les essais cliniques. Les infirmier(ère)s sont souvent responsables de la saisie précise et détaillée des données, qu'il s'agisse de mesures vitales, de résultats de laboratoire ou de tout autre paramètre pertinent pour l'étude.

5. Éducation et soutien:
Les patients engagés dans un essai clinique peuvent éprouver des inquiétudes ou des incertitudes. Les infirmier(ère)s offrent une écoute attentive, rassurent les patients et répondent à leurs questions tout au long de l'étude.

6. Coordination avec l'équipe multidisciplinaire:
Les infirmier(ère)s en essais cliniques collaborent étroitement avec une variété de professionnels - chercheurs, médecins, pharmaciens, techniciens de laboratoire - garantissant une communication fluide et une coordination efficace pour le bon déroulement de l'essai.

7. Respect des normes éthiques:

Conformément aux principes éthiques, les infirmier(ère)s s'assurent que les droits, la sécurité et le bien-être des participants à l'essai sont protégés. Ils veillent également à ce que le patient puisse se retirer de l'essai à tout moment, sans répercussion sur la qualité des soins reçus.

8. Formation continue:

Le domaine des essais cliniques est en constante évolution. Ainsi, les infirmier(ère)s impliqué(e)s doivent régulièrement mettre à jour leurs connaissances, que ce soit sur les protocoles d'essais, les avancées thérapeutiques ou les directives éthiques.

L'infirmier(ère) en essai clinique est un maillon essentiel, agissant comme une passerelle entre les patients et l'équipe de recherche. Son rôle est complexe, exigeant un mélange de compétences cliniques, relationnelles et organisationnelles, le tout dans le but ultime d'améliorer les soins et les traitements pour les patients du futur.

Comment rester informé(e) des dernières avancées?

Dans le monde médical en constante évolution, il est crucial pour tout professionnel de santé de rester à jour concernant les nouvelles découvertes, techniques, thérapies et recommandations. Pour l'infirmier(ère) en néphrologie, cette quête de connaissances est d'autant plus pertinente, étant donné l'importance de sa spécialité. Voici quelques stratégies pour rester informé(e) des dernières avancées dans le domaine:

1. Participer à des formations continues:

La plupart des institutions médicales et des associations professionnelles proposent régulièrement des formations continues sous forme de cours, ateliers ou séminaires. Ces formations offrent non seulement des connaissances théoriques, mais aussi une occasion d'échanger avec des collègues sur leurs expériences et pratiques.

2. Adhérer à des associations professionnelles:
Les associations professionnelles, telles que l'Association de Néphrologie ou l'Association des Infirmier(ère)s en Dialyse, publient souvent des bulletins, revues ou magazines contenant des articles sur les dernières recherches, recommandations et études de cas.

3. Assister à des conférences et colloques:
Ces événements rassemblent des experts du monde entier pour discuter des avancées récentes, présenter des études et partager des expériences. Ils sont également d'excellents endroits pour le réseautage et l'échange d'idées.

4. S'abonner à des revues médicales:
Des revues spécialisées en néphrologie ou en soins infirmiers publient régulièrement des recherches, des critiques et des articles de synthèse. Avoir accès à ces publications peut fournir des informations précieuses.

5. Utiliser les ressources en ligne:
Avec la digitalisation croissante, de nombreuses plateformes, forums et blogs dédiés à la néphrologie sont disponibles. Ils peuvent offrir des webinaires, des cours en ligne, des discussions et même des simulations pour se former aux nouvelles techniques.

6. Établir un réseau professionnel:
Échanger régulièrement avec des collègues, des mentors et d'autres professionnels de santé peut fournir des informations informelles mais précieuses sur les tendances émergentes et les nouvelles pratiques.

7. Participer à la recherche clinique:

S'engager activement dans la recherche clinique offre une perspective de première main sur les innovations en cours et les traitements à l'essai.

8. Utiliser les applications et outils digitaux:

Des applications dédiées à la néphrologie peuvent fournir des mises à jour régulières, des quiz, des études de cas et d'autres ressources pédagogiques.

9. Se donner du temps pour la veille:

Consacrer du temps spécifiquement à la lecture, à l'apprentissage et à la mise à jour des connaissances est essentiel. Cela pourrait être une heure par semaine ou quelques minutes chaque jour.

10. Encourager une culture de l'apprentissage:

Favoriser une culture où les collègues partagent activement leurs découvertes, participent à des discussions de groupe ou organisent des séances d'information peut être bénéfique pour l'ensemble de l'équipe.

Rester informé des dernières avancées demande un effort continu et conscient, mais les bénéfices en termes de qualité des soins, de satisfaction professionnelle et de développement de carrière sont inestimables. Dans le monde rapide et dynamique de la médecine moderne, il est impératif que chaque professionnel de santé prenne les devants pour garantir une prise en charge optimale des patients.

Chapitre 12:
LA COLLABORATION INTER-HÔPITAUX

La coordination des soins
avec d'autres spécialités médicales.

Le rôle d'un infirmier(ère) en néphrologie dépasse souvent les limites de sa propre spécialité. En effet, les pathologies rénales peuvent avoir des ramifications et des interconnexions avec d'autres troubles médicaux, nécessitant une collaboration étroite avec d'autres spécialités médicales. Cette synergie interdisciplinaire est essentielle pour garantir une prise en charge globale et optimale du patient.

1. L'interdépendance des systèmes corporels:
Les reins, bien que distincts dans leur fonction, sont inextricablement liés à d'autres systèmes de l'organisme. Que ce soit le système cardiovasculaire, endocrinien ou le système osseux, une défaillance rénale peut avoir des implications vastes et variées. Par exemple, une maladie rénale chronique peut augmenter le risque de maladies cardiaques.

2. L'interaction avec la cardiologie:
Les patients souffrant d'insuffisance rénale ont souvent des comorbidités cardiaques. L'hypertension, courante chez les patients rénaux, nécessite une gestion coordonnée entre le néphrologue et le cardiologue. De même, les médicaments prescrits par les cardiologues peuvent avoir des effets sur la fonction rénale et vice-versa.

3. Collaboration avec l'endocrinologie:

Les déséquilibres hormonaux, en particulier chez les patients diabétiques, peuvent affecter la santé rénale. Collaborer avec des endocrinologues pour gérer et suivre les niveaux de glucose, ainsi que pour ajuster les médicaments, est crucial.

4. Orthopédie et santé osseuse:

Les maladies rénales peuvent impacter le métabolisme du calcium et du phosphore, conduisant à des anomalies osseuses. Une étroite collaboration avec les orthopédistes et les rhumatologues est souvent nécessaire.

5. Nutrition et diététique:

Les besoins alimentaires des patients néphrologiques sont spécifiques. La coordination avec des diététiciens spécialisés peut aider à élaborer des plans alimentaires adaptés, améliorant ainsi la qualité de vie du patient.

6. Néphro-psychiatrie:

Les implications psychologiques des maladies rénales, surtout chez les patients sous dialyse, ne peuvent être sous-estimées. Une liaison avec la psychiatrie ou la psychologie est souvent bénéfique pour aborder les aspects émotionnels et mentaux de la maladie.

7. Pneumologie et néphrologie:

Certaines maladies, comme le lupus, peuvent affecter à la fois les reins et les poumons. Dans ces situations, une collaboration interdisciplinaire est essentielle.

La complexité des soins en néphrologie nécessite une vision holistique, embrassant le patient dans sa globalité. La coordination et la collaboration avec d'autres spécialités médicales sont donc primordiales. L'infirmier(ère) en néphrologie, en tant que pivot de cette coordination, joue un rôle essentiel dans l'intégration et la synthèse des soins multidisciplinaires, assurant ainsi la continuité et l'efficacité de la prise en charge.

La communication
entre les différents services de santé.

La communication est le pilier central de toute prise en charge médicale efficiente. Dans le contexte complexe des hôpitaux et des cliniques, la collaboration entre divers services est courante, nécessitant des échanges d'informations précis, opportuns et clairs pour garantir la sécurité et le bien-être du patient. Pour un infirmier(ère) en néphrologie, c'est souvent un exercice d'équilibrage, veillant à ce que les informations essentielles soient transmises tout en respectant la confidentialité du patient.

1. L'importance de la communication interdisciplinaire:
La complexité des maladies rénales implique souvent que le patient soit pris en charge par plusieurs spécialistes simultanément. Qu'il s'agisse d'un cardiologue, d'un endocrinologue, d'un chirurgien ou d'un diététicien, la coordination de ces soins requiert une communication fluide.

2. Les outils de communication:
Les systèmes d'information hospitaliers, les dossiers médicaux électroniques et les plateformes de télécommunication permettent de partager rapidement des informations. Il est essentiel que l'infirmier(ère) soit à l'aise avec ces outils pour garantir une transmission efficace des données.

3. Les réunions interdisciplinaires:
Ces rencontres régulières entre professionnels de différentes spécialités favorisent un échange direct,

permettant de discuter des cas, d'établir des plans de traitement et d'assurer le suivi des patients.

4. La continuité des soins:
Lorsqu'un patient est transféré d'un service à un autre ou lorsque son état nécessite une prise en charge à domicile, la communication entre les services est cruciale pour assurer une transition sans heurt et une continuité des soins.

5. Les défis de la communication:
Malgré l'importance de la communication, des barrières peuvent exister. Qu'il s'agisse de barrières technologiques, de manque de temps, de hiérarchies médicales ou de divergences d'opinion, il est essentiel d'être conscient de ces défis et de travailler à les surmonter.

6. Le rôle de l'éducateur:
Au-delà de la communication avec d'autres professionnels, l'infirmier(ère) en néphrologie joue souvent un rôle d'éducateur. Que ce soit pour informer un autre service des spécificités de la néphrologie ou pour assurer la formation continue de ses pairs, la capacité à communiquer clairement et pédagogiquement est inestimable.

7. Le respect de la confidentialité:
Toute communication doit se faire dans le respect du secret médical et de la confidentialité des informations du patient. Il est crucial de s'assurer que seuls les professionnels directement impliqués dans la prise en charge du patient aient accès aux données pertinentes.

Dans l'environnement médical dynamique et interconnecté d'aujourd'hui, la communication entre services est une compétence essentielle pour tout professionnel de santé. Pour l'infirmier(ère) en néphrologie, elle garantit une prise en charge holistique, intégrée et efficace du patient, tout en renforçant les liens interdisciplinaires et en promouvant une culture de collaboration et de respect mutuel.

Les programmes de mentorat et d'échanges professionnels.

Dans le monde médical en constante évolution, la formation continue et l'échange de connaissances sont des éléments clés pour garantir une prise en charge optimale des patients. Pour les infirmier(ère)s en néphrologie, le mentorat et les programmes d'échanges professionnels offrent des opportunités uniques d'apprentissage, de développement professionnel et de partage d'expériences.

1. Le mentorat : un tremplin pour les jeunes professionnels.
Les infirmier(ère)s qui débutent leur carrière en néphrologie peuvent parfois se sentir submergés par la complexité de la spécialité. Avoir un mentor, un professionnel expérimenté, peut être une bouée de sauvetage. Ce guide, avec sa richesse d'expérience, peut aider à naviguer les défis cliniques, émotionnels et éthiques rencontrés au quotidien.

2. La transmission des connaissances.
Le mentorat ne bénéficie pas seulement au mentoré. C'est une occasion pour les infirmier(ère)s expérimenté(e)s de transmettre leurs connaissances, de renouveler leur passion pour leur spécialité et de contribuer à l'évolution de leur profession.

3. Les échanges professionnels : au-delà des frontières.
L'opportunité de travailler ou d'observer dans un autre service, une autre clinique ou même un autre pays peut

apporter une perspective rafraîchissante. Ces programmes d'échanges permettent aux infirmier(ère)s d'acquérir une compréhension plus profonde des meilleures pratiques, des innovations et des approches différentes en matière de soins.

4. Réseautage et collaboration.
Ces programmes favorisent la création de réseaux professionnels. Les relations établies peuvent être inestimables pour l'échange d'informations, la collaboration sur des projets de recherche ou même l'obtention de conseils sur des cas complexes.

5. Les défis de l'adaptation.
Bien que les échanges professionnels soient enrichissants, ils peuvent aussi être exigeants. S'adapter à un nouvel environnement, à une autre culture ou à des pratiques différentes peut être un défi. Cependant, ces défis sont souvent source de croissance professionnelle et personnelle.

6. Le soutien institutionnel.
Pour que ces programmes réussissent, il est essentiel qu'il y ait un soutien institutionnel. Les hôpitaux, les cliniques et les organisations professionnelles jouent un rôle clé dans la mise en place, le financement et la promotion de ces initiatives.

7. L'importance de la rétroaction.
Que ce soit dans un programme de mentorat ou un échange professionnel, la rétroaction est cruciale. Elle permet d'orienter l'apprentissage, de renforcer les compétences et de corriger les lacunes.

Le mentorat et les échanges professionnels offrent aux infirmier(ère)s en néphrologie des opportunités inestimables d'apprentissage, de collaboration et de développement professionnel. Dans une profession où l'évolution des connaissances est rapide, ces programmes garantissent que les infirmier(ère)s restent à la pointe de leur spécialité, prêts à offrir les meilleurs soins possibles à leurs patients.

Chapitre 13:
L'ADMINISTRATION ET
LE LEADERSHIP EN NÉPHROLOGIE

L'évolution vers des rôles de gestion.

Chaque professionnel de santé, en particulier dans le domaine de la néphrologie, entame sa carrière avec une formation technique et clinique solide. Cependant, avec le temps, l'expérience et le désir de contribuer à une échelle plus large, beaucoup se sentent attirés par des rôles de gestion. Ces positions offrent une opportunité unique de façonner les soins aux patients, les processus cliniques, et même la culture institutionnelle.

1. De la clinique à la gestion:
Le passage de l'infirmier(ère) clinicien(ne) à un rôle de gestionnaire nécessite souvent une transition tant au niveau des compétences que de la mentalité. Ce n'est plus seulement le bien-être du patient qui est au centre des préoccupations, mais aussi le fonctionnement optimal de toute une unité ou d'un service.

2. Les compétences essentielles en gestion:
Outre les compétences cliniques, un infirmier(ère) gestionnaire devra maîtriser la gestion des ressources humaines, le leadership, la planification stratégique, la gestion budgétaire, et la prise de décision basée sur des données.

3. Les défis de la transition:
L'évolution vers un rôle de gestion peut s'accompagner de défis tels que la gestion des anciens collègues, la prise de

décisions impopulaires, ou la nécessité de concilier des objectifs cliniques et administratifs parfois divergents.

4. L'impact sur les soins aux patients:
Même à un poste de direction, l'objectif principal reste d'améliorer la qualité des soins aux patients. Un infirmier(ère) gestionnaire peut avoir un impact significatif en optimisant les processus, en promouvant des pratiques fondées sur des preuves et en instaurant une culture de sécurité patient.

5. La formation continue:
L'évolution vers des rôles de gestion nécessite souvent une formation supplémentaire, qu'il s'agisse de formations courtes en leadership ou d'un master en administration de la santé.

6. Les opportunités de réseautage:
Les rôles de gestion offrent l'opportunité de se connecter avec des leaders et des décideurs de divers horizons, d'apprendre des meilleures pratiques d'autres institutions et de contribuer au discours national sur les soins de santé.

7. L'équilibre entre gestion et clinique:
Certains infirmier(ère)s gestionnaires choisissent de conserver un rôle clinique, même réduit, pour rester en contact avec la réalité du terrain, garder leurs compétences à jour et rester crédibles auprès de leur équipe.

L'évolution vers des rôles de gestion est un chemin enrichissant qui permet aux infirmier(ère)s en néphrologie d'avoir un impact plus vaste sur le système de santé. Tout en requérant une adaptation et l'acquisition de nouvelles compétences, elle offre la possibilité d'influencer positivement la qualité des soins, la satisfaction des patients et le bien-être des équipes.

L'importance du leadership clinique.

Le monde de la santé est en constante évolution, avec des défis qui se multiplient tant sur le plan clinique que managérial. Dans ce contexte, le leadership clinique émerge non seulement comme une compétence clé, mais aussi comme un élément vital pour guider et influencer la direction que prennent les soins de santé. Pour les infirmier(ère)s en néphrologie, comprendre et incarner ce leadership est d'autant plus crucial.

1. Leadership clinique défini:
Contrairement à la gestion pure, le leadership clinique se focalise sur l'amélioration des soins de santé à travers la pratique clinique. Il s'agit de guider, influencer et inspirer les pairs pour promouvoir une culture d'excellence clinique.

2. Au-delà de la compétence technique:
Tout en valorisant la maîtrise clinique, le leadership va au-delà. Il englobe la capacité de collaborer, de communiquer efficacement, de résoudre des problèmes et d'innover pour le bien-être des patients.

3. Le rôle des infirmier(ère)s leaders:
Les infirmier(ère)s, en raison de leur proximité constante avec les patients, sont idéalement placés pour observer et identifier les domaines nécessitant une amélioration. Ils peuvent ainsi devenir des défenseurs du changement et des promoteurs d'innovations dans les soins.

4. Influence sur la culture organisationnelle:
Un leader clinique contribue à créer une culture où l'excellence des soins est prioritaire, où la sécurité du patient est au cœur des préoccupations et où chaque membre de l'équipe est valorisé.

5. Avantages pour les patients:

Un leadership clinique fort se traduit par des soins de meilleure qualité, une plus grande sécurité des patients et une meilleure expérience globale pour eux.

6. Développement professionnel continu:

Le leadership clinique nécessite un engagement envers l'apprentissage et le développement personnel. Cela pourrait impliquer la participation à des formations, des séminaires ou l'obtention de qualifications supplémentaires.

7. Défis du leadership clinique:

Assumer un rôle de leader signifie parfois faire face à des résistances, gérer des conflits et prendre des décisions difficiles. Cependant, ces défis sont autant d'opportunités de croissance et d'affirmation.

8. La mentorship et le leadership:

De nombreux infirmier(ère)s leaders soulignent l'importance d'avoir eu un mentor pour les guider dans leur parcours. Inversement, en tant que leaders, ils ont la responsabilité de mentorer la prochaine génération.

Le leadership clinique est un élément incontournable dans la dynamique des soins de santé actuels. Pour les infirmier(ère)s en néphrologie, embrasser ce rôle peut avoir un impact profond et durable, non seulement sur leur carrière, mais surtout sur la qualité des soins prodigués aux patients. C'est une invitation à être à la fois un clinicien compétent et un visionnaire, cherchant constamment à améliorer le paysage des soins de santé.

La gestion des conflits et la promotion d'un environnement de travail positif.

Au cœur de la dynamique des hôpitaux et des établissements de santé, les infirmier(ère)s en néphrologie sont fréquemment confrontés à des situations stressantes et parfois conflictuelles. Gérer ces situations tout en favorisant un climat de travail serein et productif est un art en soi, et une compétence essentielle pour le bien-être tant des professionnels que des patients.

1. Reconnaissance des conflits:
Avant de gérer un conflit, il est crucial de le reconnaître. Les signes peuvent être subtiles, comme un changement dans la communication entre collègues ou une tension palpable dans l'air, ou plus évidents, comme des désaccords verbaux.

2. Comprendre les origines du conflit:
Les conflits peuvent naître de multiples sources: différences d'opinions, stress lié au travail, enjeux relationnels, ou malentendus. Les comprendre permet d'adopter une approche de résolution adaptée.

3. Techniques de communication efficaces:
L'écoute active, la reformulation, et le questionnement ouvert sont des outils précieux pour désamorcer une situation tendue et pour comprendre le point de vue de l'autre.

4. La médiation comme solution:
Dans certains cas, faire appel à une tierce personne neutre pour faciliter la communication peut aider à trouver un terrain d'entente et à résoudre le conflit.

5. Prévenir plutôt que guérir:
La mise en place de protocoles de communication, de

réunions d'équipe régulières, et de formations sur la gestion des conflits peut aider à prévenir leur apparition.

6. La valorisation de la diversité:
Les équipes sont souvent composées de personnes d'horizons divers. Apprécier cette diversité et comprendre les différences culturelles ou de formation peuvent contribuer à un environnement plus harmonieux.

7. Promotion du bien-être au travail:
Des espaces de détente, des formations en gestion du stress, et la reconnaissance du travail bien fait sont autant d'éléments qui favorisent un environnement de travail positif.

8. La rétroaction constructive:
Savoir donner, mais aussi recevoir une critique constructive est essentiel pour la croissance professionnelle et le maintien d'une dynamique d'équipe saine.

9. Le rôle des leaders:
Les infirmier(ère)s leaders ont un rôle prépondérant à jouer pour instaurer une culture de respect, d'entraide, et de communication ouverte.

10. L'apprentissage continu:
Considérer chaque conflit comme une opportunité d'apprendre permet de grandir professionnellement et de renforcer les liens au sein de l'équipe.

La gestion des conflits et la promotion d'un environnement de travail positif ne sont pas seulement des compétences "douces" ou secondaires. Elles sont fondamentales pour le bon fonctionnement d'une unité de néphrologie, pour la qualité des soins prodigués aux patients, et pour le bien-être mental et émotionnel des professionnels. Dans un domaine aussi exigeant, créer et maintenir un climat de travail serein est un défi quotidien, mais aussi une récompense en soi.

Chapitre 14:
LA PROMOTION DE LA SANTÉ RÉNALE DANS LA COMMUNAUTÉ

Programmes de sensibilisation et prévention.

La néphrologie, bien que centrale dans le traitement des maladies rénales, joue également un rôle crucial dans la prévention de ces pathologies. La sensibilisation et la prévention peuvent réduire significativement le nombre de patients nécessitant des traitements lourds, tels que la dialyse, et améliorer grandement la qualité de vie de nombreux individus. Pour les infirmier(ère)s en néphrologie, ces programmes revêtent une importance capitale, leur permettant d'agir en amont et de jouer un rôle éducatif et préventif.

1. Comprendre l'importance de la prévention:
Il est essentiel de saisir pourquoi la prévention est cruciale. Détecter et traiter les maladies rénales à un stade précoce peut éviter des complications ultérieures, économiser des ressources médicales précieuses et améliorer la qualité de vie des patients.

2. Identifier les groupes à risque:
Certains groupes, en fonction de leur génétique, de leur mode de vie ou de leurs antécédents médicaux, peuvent être plus à risque de développer des maladies rénales. Les cibler permet d'optimiser les efforts de prévention.

3. Éducation et sensibilisation:
Informez le public sur les facteurs de risque des maladies

rénales, leurs symptômes et les mesures préventives qu'ils peuvent prendre.

4. Ateliers et séminaires:
Organiser des événements éducatifs, où les participants peuvent apprendre, poser des questions et bénéficier d'un dépistage préliminaire.

5. Collaboration avec d'autres spécialités:
Travailler conjointement avec des spécialistes en diabétologie, cardiologie, et d'autres domaines, étant donné que certaines affections, comme le diabète et l'hypertension, sont des facteurs de risque des maladies rénales.

6. Interventions au niveau communautaire:
Établir des programmes de prévention ciblant des communautés spécifiques, en tenant compte de leurs besoins, de leur culture et de leurs ressources.

7. Mise en place de campagnes:
Utiliser les médias, les réseaux sociaux et d'autres plateformes pour diffuser des messages clés de prévention.

8. Formation des professionnels de santé:
Assurer que tous les professionnels de santé, pas seulement ceux en néphrologie, soient bien informés des meilleures pratiques en matière de prévention des maladies rénales.

9. Suivi des patients:
Établir un système de suivi pour les patients présentant des facteurs de risque, afin de dépister précocement toute anomalie.

10. Évaluation des programmes:

Mesurer régulièrement l'efficacité des programmes de sensibilisation et de prévention pour les ajuster en conséquence.

Les infirmier(ère)s en néphrologie ne sont pas seulement des acteurs clés dans le traitement des maladies rénales, mais aussi dans leur prévention. Par le biais de programmes de sensibilisation et de prévention, ils peuvent avoir un impact réel et durable sur la santé rénale des individus et des communautés, tout en réduisant le fardeau global des maladies rénales sur le système de santé.

Le rôle de l'infirmier(ère) en néphrologie dans l'éducation communautaire.

Au-delà du cadre hospitalier, l'infirmier(ère) en néphrologie s'étend à la sphère communautaire, jouant un rôle d'éducateur, de guide et de conseiller. L'importance de sensibiliser la communauté aux maladies rénales, à leurs préventions et aux soins associés est cruciale pour une meilleure gestion de la santé publique.

1. Éducateur de la santé publique:

Les infirmier(ère)s néphrologues détiennent une mine d'informations sur les facteurs de risque, la prévention et le traitement des maladies rénales. En tant qu'éducateurs, ils peuvent organiser des séminaires, des ateliers et des présentations pour informer le public sur les moyens de prévenir les affections rénales.

2. Dépistage communautaire:

Ils peuvent mener des campagnes de dépistage au sein de la communauté pour identifier précocement les personnes à risque ou celles débutant une maladie rénale, assurant ainsi une prise en charge rapide et efficace.

3. Conseil sur les modes de vie:

L'influence des habitudes de vie sur la santé rénale est considérable. L'infirmier(ère) est en mesure de guider la communauté sur les bonnes pratiques alimentaires, l'importance de l'activité physique et la gestion des maladies chroniques telles que le diabète et l'hypertension.

4. Liaison avec d'autres professionnels de santé:

L'infirmier(ère) en néphrologie peut travailler conjointement avec d'autres professionnels de santé, comme les nutritionnistes ou les travailleurs sociaux, pour fournir un soutien complet à la communauté.

5. Promotion de la santé rénale:

Les campagnes de sensibilisation peuvent être initiées ou soutenues par des infirmier(ère)s, mettant en lumière l'importance des reins pour la santé générale et les mesures à adopter pour leur bon fonctionnement.

6. Support psychosocial:

Recevoir un diagnostic de maladie rénale peut être bouleversant. L'infirmier(ère) peut jouer un rôle vital en offrant un soutien émotionnel, en répondant aux questions et en rassurant les patients et leurs familles.

7. Formation et mentorat:

En formant d'autres infirmier(ère)s ou professionnels de santé à la néphrologie, ils assurent une meilleure diffusion de l'information et un soutien plus large à la communauté.

8. Adaptation culturelle:

Chaque communauté a ses particularités culturelles. L'infirmier(ère) doit savoir adapter ses messages et ses méthodes éducatives pour qu'ils soient pertinents et résonnent auprès des différents publics.

9. Soutien aux familles:

En éduquant non seulement les patients mais aussi leurs familles, les infirmier(ère)s assurent une meilleure compréhension et gestion de la maladie à domicile.

10. Suivi post-hospitalier:

La sortie de l'hôpital ne signifie pas la fin du rôle de l'infirmier(ère). En assurant un suivi dans la communauté, ils s'assurent que les patients continuent de recevoir les soins et le soutien nécessaires.

L'infirmier(ère) en néphrologie n'est pas simplement un soignant en milieu hospitalier; c'est un pilier de la santé publique. Par le biais de l'éducation communautaire, il ou elle joue un rôle crucial dans la prévention des maladies rénales et le soutien des patients qui en sont atteints. Cette extension du rôle traditionnel de l'infirmier(ère) met en évidence la polyvalence et l'importance de cette profession dans le paysage médical global.

Collaborer avec des organisations non gouvernementales et des associations de patients.

La collaboration entre les infirmier(ère)s en néphrologie et les organisations non gouvernementales (ONG) ainsi que les associations de patients est une synergie bénéfique pour tous les acteurs concernés, notamment les patients eux-mêmes. Ces interactions permettent non seulement d'améliorer la qualité des soins et la sensibilisation, mais aussi de renforcer les programmes de prévention et d'éducation.

1. Sensibilisation et éducation:
Les ONG et associations possèdent souvent des réseaux étendus et des ressources pour mener des campagnes de sensibilisation. En collaborant avec elles, les infirmier(ère)s peuvent toucher un public plus large, diffuser des informations exactes et pertinentes sur la santé rénale et les soins associés.

2. Soutien aux patients:
Les associations de patients offrent souvent un soutien psychosocial aux personnes atteintes de maladies rénales et à leurs familles. Les infirmier(ère)s, en collaboration avec ces associations, peuvent diriger leurs patients vers ces ressources précieuses pour obtenir une aide supplémentaire.

3. Formation continue:
Certaines ONG proposent des programmes de formation pour les professionnels de santé. Les infirmier(ère)s peuvent bénéficier de ces formations pour améliorer leurs compétences et rester à jour avec les dernières avancées dans le domaine de la néphrologie.

4. Programmes de prévention:
En collaborant avec des ONG qui ciblent les maladies rénales, les infirmier(ère)s peuvent participer ou initier des programmes de prévention, tels que le dépistage communautaire ou les campagnes de vaccination.

5. Ressources et matériel:
Les associations et ONG peuvent souvent fournir des ressources matérielles, des guides, des brochures ou même du matériel médical que les infirmier(ère)s peuvent utiliser dans leur pratique quotidienne ou pour éduquer leurs patients.

6. Recherche et études cliniques:

Certaines ONG sont impliquées dans la recherche sur les maladies rénales. En collaborant avec elles, les infirmier(ère)s peuvent participer à des études cliniques, contribuer à l'élaboration de nouvelles méthodes de traitement ou partager leurs observations cliniques.

7. Plaidoyer et lobbying:

Avec le soutien d'associations puissantes, les infirmier(ère)s peuvent s'engager dans des activités de plaidoyer pour améliorer les politiques de santé, obtenir des financements pour la recherche ou plaider pour des normes de soins plus élevées dans le domaine de la néphrologie.

8. Échanges culturels et internationaux:

De nombreuses ONG opèrent à l'échelle internationale. Les infirmier(ère)s peuvent profiter de ces réseaux pour échanger des connaissances, des pratiques et des expériences avec des collègues d'autres pays.

9. Réseautage:

Collaborer avec des ONG et des associations offre aux infirmier(ère)s une excellente opportunité de réseautage, d'établir des relations professionnelles et de partager des idées et des ressources.

10. Évolution de carrière:

Les infirmier(ère)s qui collaborent activement avec des ONG et des associations peuvent également avoir l'opportunité de progresser dans leur carrière, en prenant des rôles de leadership ou de gestion au sein de ces organisations.

Le partenariat entre infirmier(ère)s en néphrologie, ONG et associations de patients est une relation gagnant-gagnant. Chaque partie apporte ses compétences et ressources, conduisant à une meilleure prise en charge des patients, une sensibilisation accrue et un renforcement global des soins néphrologiques. Ces collaborations enrichissent le paysage médical et améliorent la vie des patients atteints de maladies rénales.

Chapitre 15:
QUESTIONS JURIDIQUES
ET NÉPHROLOGIE

La législation autour de la pratique de l'infirmier(ère) en néphrologie.

La néphrologie, comme tous les domaines de la médecine, est encadrée par une législation précise qui détermine non seulement les droits des patients mais également les responsabilités et les compétences des professionnels de santé, dont les infirmier(ère)s. Cet encadrement légal garantit la qualité des soins apportés aux patients, mais aussi la sécurité des soignants. Il est donc essentiel que chaque infirmier(ère) en néphrologie ait une connaissance approfondie de ces lois.

1. Qualification et formation:
La première préoccupation légale est celle des qualifications. Pour exercer en tant qu'infirmier(ère) en néphrologie, il est généralement nécessaire d'avoir suivi une formation spécifique après le diplôme d'infirmier(ère) et d'être enregistré(e) auprès d'une instance régulatrice.

2. Étendue de la pratique:
La loi définit clairement le champ d'action des infirmier(ère)s en néphrologie: quels actes ils peuvent réaliser, sous quelle supervision, et dans quelles conditions. Cela inclut des procédures telles que l'accès aux voies vasculaires, l'administration de médicaments spécifiques, ou la surveillance pendant la dialyse.

3. Responsabilité:

Les infirmier(ère)s, comme tous les professionnels de santé, sont légalement responsables de leurs actions et omissions. Ils doivent exercer avec compétence, diligence et intégrité. La législation détermine également dans quelle mesure ils peuvent être tenus responsables en cas de faute professionnelle.

4. Consentement éclairé:

Avant toute intervention, le patient doit donner son consentement. L'infirmier(ère) est souvent responsable de s'assurer que le patient a bien compris la procédure, ses bénéfices, ses risques et les alternatives disponibles.

5. Confidentialité:

La loi impose des règles strictes concernant la confidentialité des informations médicales des patients. Les infirmier(ère)s doivent être vigilant(e)s pour garantir la protection de ces données, qu'elles soient sous format papier, électronique ou orales.

6. Droits des patients:

Les patients ont des droits fondamentaux qui doivent toujours être respectés, tels que le droit à la dignité, le respect de leur personne, le droit à l'information, et le droit de refuser un traitement.

7. Collaboration avec d'autres professionnels:

La législation précise également comment les infirmier(ère)s doivent collaborer avec d'autres professionnels, qu'il s'agisse de médecins, d'autres infirmier(ère)s, de techniciens de dialyse ou de travailleurs sociaux.

8. Recherche clinique:

Si un infirmier(ère) est impliqué(e) dans la recherche clinique, il/elle doit être conscient(e) des lois spécifiques à la recherche sur les êtres humains, notamment en ce qui concerne le consentement, la confidentialité et la sécurité du patient.

9. Continuité des soins:
La législation peut également aborder la nécessité pour les infirmier(ère)s de garantir la continuité des soins, même en cas de transfert de patient ou de changement d'équipe.

La législation autour de la pratique de l'infirmier(ère) en néphrologie est une composante essentielle garantissant des soins de qualité et sécurisés. Il est donc vital pour chaque infirmier(ère) de s'informer régulièrement des mises à jour et des évolutions de la législation, afin de toujours exercer dans le respect des droits des patients et des normes professionnelles.

Les droits des patients et des professionnels de santé.

Dans le monde médical, la balance délicate entre la prise en charge optimale des patients et le respect des professionnels de santé s'inscrit au cœur des préoccupations quotidiennes. Chaque individu, qu'il soit patient ou professionnel de santé, se voit accorder des droits fondamentaux qui doivent être respectés et protégés.

Du côté des patients, le droit à l'information est primordial. Chaque patient a le droit d'être informé sur son état de santé, les interventions proposées, leurs avantages et leurs risques potentiels. Cela lui permet de prendre des décisions éclairées concernant son traitement. Cette transparence, essentielle à une prise en charge respectueuse, implique également le droit de refuser un traitement, d'en demander la modification ou de solliciter un second avis.

Cependant, l'information ne s'arrête pas à la seule dimension médicale. Le patient a également le droit d'être renseigné sur ses droits, notamment en ce qui concerne la confidentialité de ses données médicales. Tout patient peut avoir accès à son dossier médical et peut demander des corrections si des erreurs sont identifiées.

Par ailleurs, le droit à la dignité et au respect est fondamental. Quel que soit son état de santé, sa situation sociale ou son origine, chaque patient mérite d'être traité avec dignité, sans discrimination. Cela englobe également le droit à la vie privée et à la confidentialité, assurant que les détails intimes ou sensibles de sa vie et de sa santé ne soient pas divulgués sans son consentement.

Du côté des professionnels de santé, leurs droits gravitent souvent autour de l'exercice de leur métier dans des conditions dignes et sécuritaires. Ils ont le droit à la formation continue, leur permettant d'actualiser leurs compétences et d'assurer des soins de qualité. Ils ont également le droit de travailler dans un environnement sécurisé, où les risques d'agression ou de mise en danger sont minimisés.

Le droit d'expression est tout aussi essentiel pour les professionnels. Ils doivent pouvoir échanger, débattre et s'exprimer sur des sujets médicaux ou d'éthique sans craindre de représailles. Ce droit va de pair avec leur responsabilité de signaler tout acte ou situation mettant en danger le patient.

La collaboration est un autre pan des droits des professionnels. Travailler en équipe implique le droit de collaborer de manière constructive, d'échanger des informations pertinentes sur les patients tout en respectant la confidentialité, et de pouvoir compter sur le soutien de ses collègues.

Le respect des droits des patients et des professionnels de santé est une pierre angulaire d'une médecine de qualité. Il s'agit d'une danse délicate, où chaque partie prend soin de l'autre, le tout dans une quête commune : le bien-être et la santé de chacun.

La gestion des plaintes et des litiges.

La gestion des plaintes et des litiges est un aspect incontournable dans la pratique médicale. Toute structure médicale, quel que soit son degré d'excellence, sera confrontée, à un moment ou un autre, à des réclamations de patients ou de leurs proches. Ces situations, loin d'être des moments d'échec, doivent être perçues comme des opportunités de croissance, d'apprentissage et d'amélioration de la qualité des soins.

1. Identifier la source du mécontentement.
La première étape face à une plainte est de comprendre sa nature. Est-ce un problème de communication, un désaccord sur le plan de traitement, une perception négative des soins reçus, ou une véritable erreur médicale? Cette compréhension est cruciale car elle orientera la démarche de résolution.

2. Ecoute active et empathie.
L'écoute est un outil puissant. Bien souvent, le patient ou sa famille ont besoin de s'exprimer, d'être entendus et reconnus dans leurs émotions. L'empathie, cette capacité à se mettre à la place de l'autre, à ressentir ses émotions, est essentielle pour désamorcer la tension.

3. Apporter des réponses claires.

Une fois la plainte clairement identifiée, il est primordial d'y répondre de manière transparente. Si une erreur a été commise, il est essentiel de l'admettre, de s'en excuser et d'expliquer les mesures prises pour éviter qu'elle ne se reproduise.

4. Mise en place de médiations.

Certains litiges peuvent nécessiter l'intervention d'un médiateur, une personne neutre qui facilitera la communication entre les différentes parties et aidera à trouver un terrain d'entente.

5. Documentation précise.

Chaque plainte et litige doit être méticuleusement documenté. Cette documentation doit inclure la nature de la plainte, les personnes impliquées, les mesures prises pour la résoudre, et son dénouement.

6. Analyse systématique.

Les plaintes doivent être analysées de manière systématique, non seulement pour résoudre le litige en cours, mais aussi pour identifier d'éventuels schémas ou problèmes récurrents. Cette analyse est une source précieuse d'information pour l'amélioration continue des soins.

7. Formation et prévention.

La meilleure façon de gérer les litiges est de les prévenir. La formation continue des professionnels, l'instauration de protocoles clairs et la promotion d'une communication transparente entre les patients et les soignants sont autant d'outils pour réduire le risque de conflits.

8. Soutien aux professionnels.

Faire face à une plainte peut être émotionnellement éprouvant pour les soignants. Il est donc essentiel qu'ils bénéficient d'un soutien, qu'il soit formel ou informel, pour gérer cette épreuve.

La gestion des plaintes et des litiges est un processus complexe qui exige une écoute attentive, une communication claire, et une volonté d'amélioration continue. Dans cette danse délicate, le patient et le professionnel évoluent ensemble, avec l'espoir commun d'un système de santé toujours plus performant et respectueux.

Chapitre 16:
ÉVOLUTION PROFESSIONNELLE ET FORMATION CONTINUE

Les spécialisations en néphrologie.

La néphrologie, en tant que spécialité médicale centrée sur les reins et les pathologies rénales, offre une multitude de sous-disciplines pour ceux qui souhaitent affiner davantage leur expertise. Ces spécialisations permettent d'approfondir les connaissances et les compétences dans des domaines spécifiques, garantissant ainsi une prise en charge optimale des patients avec des besoins particuliers.

1. Transplantation rénale.
C'est une sous-spécialité majeure qui traite du remplacement de reins défaillants par un rein sain, généralement provenant d'un donneur. Les professionnels dans ce domaine coordonnent le processus de transplantation, de la sélection du donneur à la prise en charge post-opératoire du receveur.

2. Dialyse pédiatrique.
La néphrologie pédiatrique est une spécialisation axée sur les soins rénaux des enfants, de la naissance à l'adolescence. Elle traite des pathologies rénales uniques à cette population et de la manière dont elles interagissent avec le développement et la croissance.

3. Néphrologie interventionnelle.
Cette spécialité concerne les procédures qui permettent d'identifier et de traiter les maladies rénales sans chirurgie ouverte, comme la pose de cathéters ou la biopsie rénale.

4. Néphropathologie.

Elle se concentre sur l'étude microscopique des maladies rénales pour établir un diagnostic précis et orienter la prise en charge.

5. Maladies héréditaires des reins.

Il s'agit de comprendre et de traiter les maladies rénales qui sont transmises génétiquement, comme la polykystose rénale.

6. Hypertension.

Bien que la prise en charge de l'hypertension soit multidisciplinaire, les néphrologues sont souvent impliqués en raison de la relation étroite entre la pression artérielle et la fonction rénale.

7. Néphrologie critique.

Cette sous-discipline traite des patients atteints d'insuffisance rénale aiguë ou de complications graves des maladies rénales chroniques nécessitant une prise en charge en unité de soins intensifs.

8. Glomérulopathies.

Elle se focalise sur les maladies qui affectent les glomérules, les unités fonctionnelles des reins responsables de la filtration.

9. Lithiase rénale.

Cette spécialisation traite de la formation, de la détection et de la prise en charge des calculs rénaux.

Chacune de ces spécialisations, tout en restant sous l'égide de la néphrologie, nécessite une formation et une expérience spécifiques. Elles offrent aux professionnels la chance d'approfondir leurs connaissances, d'élargir leurs compétences et d'apporter une contribution significative à la science médicale et au bien-être des patients.

La recherche en néphrologie: pourquoi et comment s'impliquer?

La néphrologie, comme d'autres spécialités médicales, évolue constamment sous l'impulsion des avancées scientifiques et cliniques. La recherche en néphrologie est essentielle pour améliorer la compréhension des maladies rénales, développer des traitements innovants et améliorer la qualité de vie des patients.

1. Pourquoi s'impliquer dans la recherche?
- **Amélioration des soins aux patients.** La recherche est souvent à l'origine de nouveaux traitements, de meilleures approches diagnostiques et d'interventions préventives.
- **Évolution de la profession.** Être à la pointe des connaissances médicales permet aux infirmier(ère)s en néphrologie de rester pertinents dans un environnement médical en évolution.
- **Contribuer à la connaissance médicale.** La recherche est l'outil par lequel la médecine progresse, et chaque étude peut potentiellement apporter une contribution significative.
- **Développement professionnel.** Les professionnels qui s'engagent dans la recherche peuvent acquérir de nouvelles compétences, gagner en notoriété et évoluer dans leur carrière.

2. Comment s'impliquer dans la recherche?
- **Se former.** Si la recherche vous intéresse, il est essentiel de suivre une formation, que ce soit par le biais de cours, d'ateliers ou de diplômes spécialisés. Les principes éthiques, méthodologiques et statistiques de la recherche doivent être maîtrisés.
- **Rejoindre une équipe de recherche.** De nombreux hôpitaux et institutions ont des départements ou des unités de recherche. Ils peuvent offrir des

opportunités de collaboration, de mentorat et d'implication directe dans les projets de recherche.

- **Établir des collaborations.** La recherche est souvent un effort d'équipe. Collaborer avec d'autres professionnels, comme des médecins, des pharmacologues ou des biologistes, peut enrichir une étude.
- **S'impliquer dans des études cliniques.** Les infirmier(ère)s en néphrologie peuvent jouer un rôle central dans la mise en œuvre d'essais cliniques, de la sélection des patients à la collecte et à l'analyse des données.
- **Participer à des conférences et des symposiums.** Ces événements sont d'excellentes plateformes pour présenter des travaux, obtenir des retours et établir des réseaux avec d'autres professionnels de la recherche.
- **Publier et partager.** La diffusion des résultats est cruciale en recherche. Publier dans des revues scientifiques, présenter lors de conférences ou même partager sur des plateformes digitales sont des moyens de contribuer au corpus global de connaissances.

S'impliquer dans la recherche en néphrologie offre l'opportunité d'apporter une contribution significative à la spécialité et à la santé des patients. Cela nécessite de la curiosité, de la détermination et une formation continue, mais les récompenses, tant sur le plan professionnel que personnel, peuvent être immenses.

L'importance de la formation continue.

Dans un monde où la science et la technologie progressent à un rythme effréné, l'importance de la formation continue pour les professionnels de la santé, en particulier ceux qui œuvrent dans des domaines aussi spécialisés que la néphrologie, ne peut être sous-estimée.

La dynamique de l'évolution médicale

La néphrologie, comme tant d'autres domaines médicaux, est en constante évolution. De nouvelles recherches modifient notre compréhension des maladies rénales, des techniques innovantes sont développées pour les traitements, et de nouveaux médicaments sont introduits régulièrement. Sans une mise à jour continue de leurs connaissances, les infirmier(ère)s et médecins risquent de se retrouver dépassés, offrant potentiellement des soins obsolètes ou moins efficaces.

L'impact sur le patient

Un professionnel bien formé et informé est en mesure de fournir des soins de meilleure qualité, d'informer adéquatement le patient sur les options de traitement et d'intervenir rapidement face à des complications. Cela se traduit par des résultats améliorés pour les patients, une réduction des effets secondaires et, dans certains cas, une meilleure survie.

Le développement professionnel

Pour l'infirmier(ère) en néphrologie, la formation continue est une opportunité de croissance professionnelle. Elle permet non seulement de maintenir et d'élargir ses compétences cliniques, mais aussi d'explorer de nouveaux domaines de spécialité ou de se lancer dans des rôles de leadership ou de recherche.

Adaptation à la technologie

Avec l'introduction de nouvelles technologies en dialyse et d'autres outils diagnostiques, il est essentiel que les professionnels soient formés à leur utilisation optimale. Cela va au-delà de la simple connaissance des machines; il s'agit de comprendre comment elles s'intègrent dans le parcours de soins du patient.

Renforcement de la confiance
Un professionnel qui poursuit activement sa formation est souvent perçu comme étant plus engagé dans sa profession. Cela renforce la confiance des patients et des collègues, favorisant ainsi une meilleure collaboration interprofessionnelle.

Les défis éthiques et réglementaires
La néphrologie, comme d'autres domaines médicaux, est confrontée à des dilemmes éthiques, notamment en ce qui concerne les transplantations, les décisions de fin de vie ou les nouveaux traitements. Une formation continue permet aux infirmier(ère)s de rester informé(e)s et préparé(e)s à naviguer dans ces situations délicates.

La formation continue en néphrologie est bien plus qu'une simple obligation professionnelle. Elle est le reflet de l'engagement de l'infirmier(ère) à offrir des soins optimaux, à se développer professionnellement et à naviguer avec assurance dans un paysage médical en constante évolution. En investissant dans leur formation, les infirmier(ère)s investissent dans leur avenir, dans la qualité des soins qu'ils fournissent et, finalement, dans la vie et le bien-être de leurs patients.

CONCLUSION

L'avenir de la néphrologie
et l'évolution du rôle de l'infirmier(ère).

À mesure que le monde médical avance, la néphrologie, comme toutes les spécialités, connaît des mutations, tirées par la recherche, la technologie et les besoins changeants de la population. Cela, à son tour, façonne et redéfinit le rôle des infirmier(ère)s en néphrologie, les poussant à être à l'avant-garde des soins rénaux.

Les avancées technologiques
L'adoption croissante des technologies, allant de la télémédecine aux dispositifs d'assistance à la dialyse de pointe, offre des opportunités sans précédent pour améliorer la prise en charge des patients atteints de maladies rénales. Les infirmier(ère)s, étant souvent les premiers utilisateurs de ces technologies au chevet du patient, deviendront des experts non seulement dans leur utilisation, mais aussi dans la formation de leurs collègues et dans la sensibilisation des patients.

Le poids des maladies chroniques
Avec l'augmentation des maladies chroniques comme le diabète et l'hypertension, qui sont des causes majeures d'insuffisance rénale, le besoin en soins néphrologiques s'accroît. Les infirmier(ère)s joueront un rôle central dans la gestion de ces maladies, la prévention des complications rénales et l'éducation des patients sur la modification de leur style de vie.

L'accent sur la prévention
Alors que la médecine évolue vers une approche plus préventive, les infirmier(ère)s en néphrologie seront les

champions de la sensibilisation et de la prévention des maladies rénales. Ils travailleront de plus en plus en amont, éduquant les communautés et identifiant les personnes à risque bien avant que les symptômes n'apparaissent.

Une collaboration accrue
La prise en charge des patients en néphrologie est complexe et nécessite une collaboration étroite entre différents spécialistes. À l'avenir, les infirmier(ère)s joueront un rôle pivot dans la coordination des soins, travaillant main dans la main avec les médecins, les pharmaciens, les diététiciens et d'autres professionnels de la santé.

Évolution vers des postes de leadership
Reconnaissant leur expertise unique, on s'attend à ce que les infirmier(ère)s en néphrologie occupent de plus en plus des postes de leadership, que ce soit dans la gestion des unités de dialyse, la recherche clinique ou l'élaboration de politiques de santé.

La recherche et l'innovation
Le rôle de l'infirmier(ère) s'étendra également au domaine de la recherche. Ils seront impliqués dans des études cliniques, testant de nouvelles méthodes de traitement, et contribueront à la science de la néphrologie par leurs observations et leur expertise.

L'avenir de la néphrologie est prometteur et stimulant. Alors que la spécialité continue d'évoluer, les infirmier(ère)s en néphrologie ne sont pas seulement des témoins, mais des acteurs clés de ce changement. Ils continueront d'être les piliers des soins aux patients, tout en explorant de nouveaux horizons, en adoptant des technologies de pointe et en jouant un rôle croissant dans la définition de l'avenir des soins rénaux.

Glossaire des termes médicaux couramment utilisés.

Acidose métabolique: Condition où le corps produit un excès d'acide ou lorsque les reins ne peuvent pas éliminer suffisamment d'acide du corps.

Anurie: Absence ou production extrêmement faible d'urine.

Azotémie: Concentration accrue d'azote, en particulier d'urée, dans le sang.

Bilan azoté: Mesure de la quantité d'azote entrant dans le corps (principalement à travers les protéines alimentaires) par rapport à la quantité d'azote excrétée dans l'urine.

Cathéter: Tube médical flexible inséré dans le corps pour administrer ou retirer des fluides.

Dialysat: Solution utilisée en dialyse pour éliminer les déchets du sang des patients.

EPO (érythropoïétine): Hormone produite par les reins qui stimule la production de globules rouges.

Fistule artério-veineuse: Connexion chirurgicale entre une artère et une veine, généralement réalisée pour la dialyse.

Glomérules: Minuscules unités filtrantes des reins où le sang est purifié.

Hémodialyse: Type de dialyse où le sang est nettoyé à l'extérieur du corps à l'aide d'une machine.

Hyperkaliémie: Taux élevé de potassium dans le sang.

Hypertension: Pression artérielle élevée.

Insuffisance rénale: Incapacité des reins à filtrer le sang correctement.

Néphron: Unité fonctionnelle du rein, composée d'un glomérule et de tubules.

Néphropathie: Maladie des reins.

Osmolarité: Concentration d'une solution, souvent utilisée pour décrire la concentration d'urine.

Polyurie: Production et excrétion d'une grande quantité d'urine.

Protéinurie: Présence de quantités anormales de protéines dans l'urine.

Rénine: Enzyme produite par les reins qui joue un rôle dans la régulation de la pression artérielle.

Transplantation rénale: Transplantation chirurgicale d'un rein d'un donneur à un receveur.

Urémie: Concentration élevée d'urée et d'autres déchets azotés dans le sang, généralement due à une insuffisance rénale.

Uretère: Tube qui transporte l'urine du rein à la vessie.

Vésicule: Terme utilisé pour décrire la vessie, un organe qui stocke l'urine.

Ceci est un aperçu des termes médicaux couramment utilisés en néphrologie. Il est essentiel pour tout professionnel de santé en néphrologie de comprendre ces termes pour offrir des soins optimaux aux patients. Ce glossaire peut être élargi pour inclure des termes plus spécialisés et techniques, adaptés aux besoins du lectorat spécifique.

Ressources supplémentaires pour l'apprentissage et la formation continue.

- Livres et Manuels:
  - "Manuel de Néphrologie" par Dr. Jean-Paul Cristol et Dr. Philippe Brunet.
  - "La pratique de l'hémodialyse" par Marc E. De Broe, Karl M. Koch, Norbert Lameire.
  - "Physiopathologie et diagnostic des maladies rénales" par Robert W. Schrier.
- Revues professionnelles:
  - Néphrologie & Thérapeutique.
  - Journal of the American Society of Nephrology (JASN).
  - Clinical Journal of the American Society of Nephrology (CJASN).
- Formations en ligne:
  - Coursera, Udemy, et Khan Academy offrent des cours spécifiques à la néphrologie.
  - Sites web spécialisés tels que Nephrology University ou Renal Fellow Network.
- Organisations professionnelles:
  - La Société Française de Néphrologie (SFN).
  - L'American Society of Nephrology (ASN).
  - L'European Renal Association (ERA).
- Conférences et ateliers:
  - Congrès annuel de la SFN.
  - Kidney Week organisé par l'ASN.
  - Rencontres européennes sur la néphrologie organisées par l'ERA.
- Ressources web et applications:
  - Medscape Nephrology: Dernières actualités, études et recommandations.
  - KDIGO (Kidney Disease: Improving Global Outcomes): Lignes directrices et

recommandations pour la prise en charge de différentes maladies rénales.
- NephroCalc: Une application pour aider les professionnels à évaluer les fonctions rénales et ajuster les médicaments.
- Podcasts:
  - "NephroTalk": Discussions sur des sujets d'actualité en néphrologie.
  - "NephJC": Revues d'articles scientifiques pertinents dans le domaine.
- Groupes de soutien et forums:
  - RenalWeb: Forum pour les professionnels de la dialyse.
  - NephroLink: Une plateforme pour les patients et les professionnels pour échanger des informations et des expériences.
- Ressources pour les patients:
  - L'Association pour l'Information et la Recherche sur les Maladies Rénales Génétiques (AIRG).
  - Kidney Foundation: Propose des ressources, des informations et du soutien aux patients atteints de maladies rénales.
- Programmes de formation spécialisée:
- Programmes de fellowship ou de spécialisation en néphrologie proposés par les universités et les hôpitaux.
- Base de données et bibliothèques médicales:
- PubMed: Base de données de référence pour les études médicales.
- Embase: Autre ressource incontournable pour la littérature médicale.
- Livres et Manuels:
  - "Traité de Néphrologie" par Dr. Michel Paillard, Dr. Pierre Ronco, et Dr. Raymond Ardaillou.
  - "Néphrologie pour l'infirmière" par Maryse Aumont.

- Revues professionnelles:
    - Néphrologie & Thérapeutique.
    - La Revue de Médecine Interne (Fondée par la Société Nationale Française de Médecine Interne).
- Formations en ligne:
    - Université de la Francophonie: Cours spécialisés en néphrologie.
    - SIDES 3.0: Système d'information dédié à l'enseignement.
- Organisations professionnelles:
    - La Société Francophone de Néphrologie Dialyse et Transplantation (SFNDT).
    - L'Association des Néphrologues Francophones de Belgique (ANFB).
- Conférences et ateliers:
    - Congrès annuel de la SFNDT.
    - Journées de Néphrologie: organisées annuellement, elles abordent différents thèmes liés à la discipline.
- Ressources web et applications:
    - NEPHROBLOG: Blog dédié à la néphrologie, avec de nombreux articles et informations pour les professionnels.
    - NéphroHUG: Portail francophone dédié à la formation en néphrologie.
- Podcasts:
    - "NéphroScope": Discussions sur des sujets d'actualité en néphrologie pour un public francophone.
- Groupes de soutien et forums:
    - France Rein: Organisation qui œuvre pour le bien-être des personnes touchées par une maladie rénale en France.
- Ressources pour les patients:
    - La Fondation du Rein: Organisme dédié à l'information et à la prévention sur les maladies rénales.

- Info Rein: Plateforme d'information et d'échange pour les patients atteints de maladies rénales et leurs proches.
- Programmes de formation spécialisée:
- Diplômes interuniversitaires (DIU) en néphrologie proposés par diverses universités francophones.
- Base de données et bibliothèques médicales:
- Banque de Données Santé Publique (BDSP): Base de données qui rassemble de nombreux documents en français liés à la santé publique.
- BiblioSanté: Plateforme québécoise offrant des ressources fiables et pertinentes en santé.

La formation continue est essentielle pour tout professionnel de santé pour garantir que les soins prodigués sont basés sur les dernières recherches et les meilleures pratiques. En néphrologie, avec les avancées technologiques et médicales, il est particulièrement crucial de rester à jour. Ces ressources peuvent aider les infirmier(ère)s et autres professionnels à poursuivre leur développement professionnel.

Retrouvez chacun de mes livres publiés sur Amazon sur le lien suivant :

https://www.amazon.fr/dp/B0CP8T3K57

Pour un prix unitaire beaucoup plus intéressant, vous pouvez également acheter l'intégralité de mes livres en format e-books (pdf) sur le site internet suivant :

http://espaceformation-ide.com

Avec toute ma considération…

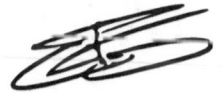

www.ingramcontent.com/pod-product-compliance
Lightning Source LLC
Chambersburg PA
CBHW072217290526
45794CB00004B/1780